Fortis, Kriehuber, Kriehuber

Ernährung bei Gastritis

• maudrich. gesund essen

Irmgard Fortis
Johanna Kriehuber
Ernst Kriehuber

Ernährung bei Gastritis

2., aktualisierte Auflage

maudrich

Dr. Irmgard Fortis
Ärztin für Allgemeinmedizin mit Ernährungsschwerpunkt,
Fach- und Sachbuchautorin.

Johanna Kriehuber
Diät- und Ernährungsberaterin, ehem. Lehrdiätassistentin,
Autorin zahlreicher Fachbücher.

Dr. Ernst Kriehuber
Medizinstudium in Wien, tätig in der universitären Lehre
und der biomedizinischen Forschung, Fach- und Sachbuchautor.

Bibliografische Information Der Deutschen Nationalbibliothek
Die Deutsche Nationalbibliothek verzeichnet diese Publikation in der Deutschen Nationalbibliografie; detaillierte bibliografische Daten sind im Internet über http://dnb.d-nb.de abrufbar.

2. Auflage 2012

Eine Abteilung der Facultas Verlags- und Buchhandels AG

Bildnachweis: Victoria Posch, Esther Karner, Wien: S. 38, 62, 68, 82, 86, 94, 124, 136;
fotolia.de: S. 22, 26, 43, 46, 59, 150, 151; istockphoto.com: S. 150
Druck: Ferdinand Berger & Söhne, Horn
Lektorat: Sigrid Nindl, Wien
Satz: Florian Spielauer, Wien
Covergestaltung: grafik:design Manfred Kriegleder, Wien
Coverbild: Christoph Rosenberger, Wien
ISBN 978-3-85175-947-1

INHALTSVERZEICHNIS

ALLGEMEINES ZU ERNÄHRUNG UND VERDAUUNG

Wie funktioniert Verdauung?

Um vom Körper aufgenommen zu werden, müssen die komplexesten Gerichte buchstäblich in einzelne Moleküle und Teile von Molekülen aufgespaltet werden. Das ist Aufgabe der Verdauung.
Gleichermaßen wichtig für eine gute Verdauung sind die mechanische Zerkleinerung im Mund und Magen sowie die „molekulare" Zerkleinerung, vor allem im Magen und in den ersten Darmabschnitten.

Wo beginnt die Verdauung?

Die Verdauung beginnt mit der mechanischen Zerkleinerung der Mahlzeit im Mund. Zu heiße oder zu kalte Speisen werden damit auf Körpertemperatur gebracht. Einige der im Speichel enthaltenen Stoffe wirken gegen Bakterien. Andere Speichelinhaltsstoffe beginnen mit der molekularen Verdauung.

TIPP: Die Arbeit, die nicht durch Kauen verrichtet wird, muss der Magen leisten! Schonen Sie Ihren Magen durch gründliches Kauen und nicht zu hastiges Essen! Speisen sollten gründlich gekaut werden, bevor sie geschluckt werden.

Das Schlucken. Nichts geht von allein!

Da man normalerweise in aufrechter Körperposition schluckt, nimmt man an, die Beförderung der Speisen in den Magen wäre allein eine Frage der Schwerkraft. Weit gefehlt! De facto wird der Speisebrei nach dem Eintritt in die Speiseröhre aktiv durch wellenförmige Bewegungen der Speiseröhre in den Magen gepresst. Das funktioniert so gut, dass man sogar im Kopfstand Nahrung schlucken kann! Der Übergang der Speiseröhre zum Magen wird durch einen Muskel verschlossen, der sich nur beim Schluckakt öffnet. Ein Nebeneffekt des Schluckvorgangs ist die Entfernung von eingetretenem Magensaft aus der Speiseröhre.

Wie ist der Magen aufgebaut?

Man kann sich den Magen in leerem Zustand als einen schmalen Schlauch vorstellen, der innen von sehr spezialisierter Schleimhaut ausgekleidet ist. Diese Schleimhaut wird von kräftigen Muskelpaketen umfasst. Der Magen kann 2–4 Liter Speisebrei speichern und verarbeiten. In leerem Zustand hat er ein Fassungsvermögen von weniger als einem halben Wasserglas.

Die große Aufnahmefähigkeit des Magens ermöglicht es, dass wir mit wenigen größeren Mahlzeiten pro Tag auskommen. Der Pförtnermuskel sorgt dafür, dass alle Stoffe genügend lange im Magen verbleiben und ausreichend mit Verdauungssäften versetzt werden. Diese werden dann langsam und gleichmäßig dem Darm zugeführt.

Man unterscheidet einige funktionell verschiedene Magenabschnitte:

(1) Der Mageneingang (Cardia) stellt den Übergang zwischen Speiseröhre und dem Magen dar.

(2) Der Magenfundus liegt höher als der Mageneingang. In diesem Bereich sammelt sich in der Regel die mit der Nahrungsaufnahme verschluckte Luft.

(3) Der Magenkörper (Corpus) macht den größten Anteil des Magens aus.

(4) Das Antrum stellt eine Erweiterung kurz vor dem Magenausgang dar.

(5) Der Magenausgang (Pylorus) stellt den Übergang zum ersten Abschnitt des Darmes dar. Dieser Übergang wird genauestens überwacht und kann durch einen eigenen Pförtnermuskel verschlossen werden.

(6) In Falten gelegte Schleimhaut vergrößert die innere Oberfläche des Magens und unterstützt eine effiziente Verdauung.

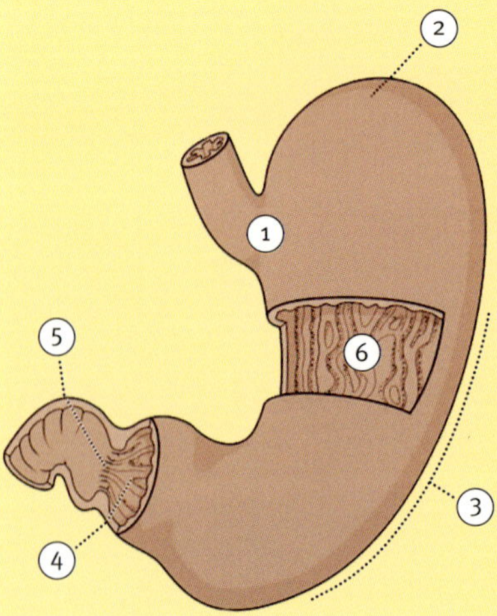

Makroskopischer Aufbau des Magens
(1) Cardia (2) Fundus, (3) Corpus, (4) Antrum, (5) Pylorus, (6) Schleimhautfalten (durch Fensterung)

► ***WISSEN:*** *Die Kenntnis, welcher Magenabschnitt von der Gastritis befallen ist, kann dem behandelnden Arzt Rückschlüsse auf Ursache und Heilungschancen erlauben.*

Aufgaben des Magens

Neben der mechanischen Zerkleinerung von Speisen erfüllt der Magen weniger bekannte, hoch spezialisierte Funktionen:

- **Der Magen säuert den Speisebrei an**

Teile der Schleimhaut sind in der Lage, Säure zu produzieren. Im Vergleich zu Säuren, die wir aus unserem Alltag kennen (z. B. Essigsäure im Essig), ist die Salzsäure, die der Magen produziert, fast 100fach stärker!
Und die Menge ist enorm: 2–3 Liter Magensaft werden pro Tag abgegeben.

- **Ansäuerung bietet Schutz!**

Die Ansäuerung macht man sich seit Jahrtausenden zunutze, um Lebensmittel haltbar zu machen und vor Bakterien zu schützen. Diesen Mechanismus wendet der Körper an, um durch Ansäuerung des Speisebreies zufällig mit der Nahrung aufgenommene Bakterien unschädlich zu machen.

- **Ansäuerung ist notwendig für die molekulare Zerkleinerung der Nahrung**

Um Nahrung in kleinste Bestandteile aufzuspalten und dadurch nutzbar zu machen, bedient sich der Organismus kleinster Werkzeuge, sogenannter „Enzyme“. Würde man ein Schnitzel in Magensäure legen, würde es Wochen dauern, bis es so weit verdaut wäre, dass der Körper seine Bestandteile nutzen könnte. Dank dieser Enzyme gelingt das bereits in Stunden. Da diese Magenenzyme nur in saurem Milieu funktionieren, ist die Ansäuerung des Speisebreies notwendig für die Verdauung der Nahrungsbestandteile.

- **Der Magen bereitet die Aufnahme von wichtigen Nahrungsbestandteilen im Darm vor**

Ein bestimmtes Vitamin (Vitamin B 12) kann nur ins Blut aufgenommen werden, wenn es an bestimmte Substanzen gebunden ist. Diese „Trägermoleküle“ werden von spezialisierten Zellen der Magenschleimhaut gebildet. Fehlen sie, kann das Vitamin nicht aufgenommen werden. Das

Resultat ist Blutarmut, da rote Blutkörperchen durch den entstehenden Vitaminmangel nicht ausreichend gebildet werden können.

- **Weiterleitung der Speisen in den Darm**

Sobald die Speisen im Magen ausreichend zerkleinert und verdaut wurden, werden sie in den Darm weitergeleitet. Dazu gibt der Pförtnermuskel des Pylorus den Weg in den ersten Darmabschnitt, den Zwölffingerdarm (lat. „Duodenum"), frei. Der Magen selbst presst den Speisebrei in den ersten Darmabschnitt.

Der Zwölffingerdarm (Duodenum)

In den ersten Darmabschnitten wird der Speisebrei weiter verdaut, bis nur mehr Bruchstücke der ursprünglichen Moleküle vorhanden sind. Dazu wird der Speisebrei mit Sekreten der Bauchspeicheldrüse (lat. „Pankreas") und Gallenblase vermengt. Nahrungsbestandteile, die im Magen noch nicht verdaut wurden, werden jetzt aufgeschlossen, bis wirklich nur mehr wenige „unverdauliche" Komponenten (u.a. sogenannte „Ballaststoffe") übrig bleiben.

Weitere Darmabschnitte

Die im Magen und Zwölffingerdarm aufgeschlossenen Nahrungsbestandteile werden in den folgenden Darmabschnitten über Umwege in die Blutbahn aufgenommen und vom Körper als Energielieferanten oder zum Aufbau eigener Substanz verwendet. Zuletzt wird dem Speisebrei Wasser entzogen. Für all diese Aufnahmetätigkeiten steht dem Darm eine innere Oberfläche von 200 bis 400 m² zur Verfügung. Die Dauer von der Aufnahme von Nahrung bis zur Ausscheidung beträgt in der Regel 1–2 Tage.

Unsere Nahrung bestimmt die Verdauung

Unsere Verdauung funktioniert nicht starr, sondern ist äußerst anpassungsfähig! Unterschiedliche Nahrung wird auf sehr individuelle Art verdaut.
Jeder kennt an sich das Phänomen, dass einem beim Anblick von leckeren Speisen „das Wasser im Mund zusammenläuft". Mit anderen Worten: Bereits Augen und Nase bereiten den Verdauungsapparat auf kommende Ereignisse vor.

Weiters erkennt der Körper die Zusammensetzung der Speisen und stimmt Menge und Art der Verdauungssäfte sowie die Verweildauer in den jeweiligen Abschnitten des Verdauungstraktes darauf ab.

► *WISSEN: Die Art der Speisen bestimmt die Funktion des Magens.*

> **TIPP:** Essen Sie langsam, geben Sie dem Magen die Möglichkeit, sich auf die Speisen einzustellen.

Magensäure – Freund oder Feind?

Magensäure bietet Schutz vor Infektionen und ist für die Verdauung unabdingbar.
Allerdings spielt die Magensäure (und andere im Magensaft enthaltene Faktoren) bei einer Reihe von Erkrankungen des Verdauungstraktes eine wichtige Rolle.

- **Durch übermäßige Magensäureproduktion kann eine Übersäuerung vorliegen.**
  Dies kann zum Beispiel nach unmäßiger Aufnahme von Speisen oder Getränken, die die Säureproduktion anregen (Bohnenkaffee, Alkohol etc.), der Fall sein.

- **Die Magenschleimhaut kann geschwächt sein und ihre schützende Funktion nicht mehr wahrnehmen.**
  Der schützende Schleimüberzug des Magens oder des Zwölffingerdarms kann durch eine bakterielle Infektion mit dem Keim Helicobacter pylori oder durch die Nebenwirkungen von Schmerzmitteln geschädigt sein. In diesem Fall können die Verdauungssäfte empfindliches Gewebe zerstören und so Entzündungen und die Bildung eines Geschwürs (Ulkus) verursachen.

- **Magensäure und Verdauungsenzyme gelangen an Stellen, die nicht ausreichend vor den verdauenden und schleimhautschädigenden Wirkungen der Verdauungssäfte geschützt sind.**
  Das ist der Fall, wenn bei unzureichendem Verschluss des Mageneingangs Magensaft in die Speiseröhre zurückfließen kann (Reflux).

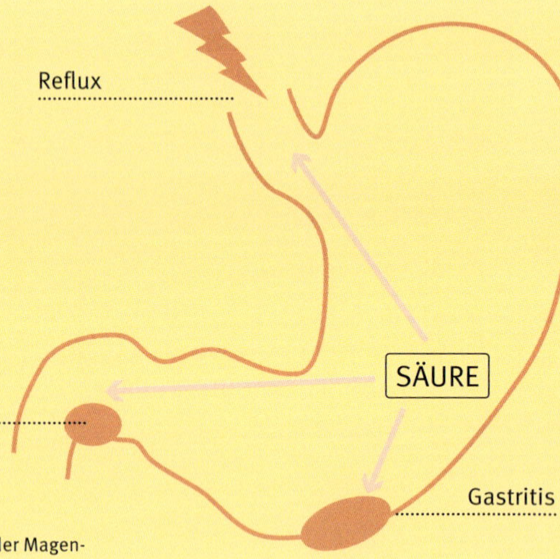

Unerwünschte Wirkungen der Magensäure im Verdauungstrakt.

Balance ist wichtig!

- **Schützende (gastroprotektive) Faktoren**
  - intakte Schleimhaut
  - magenschonende Ernährung

- **Schädigende (gastroaggressive) Faktoren**
  - Stress
  - einige Medikamente
  - Alkohol
  - Nikotin
  - bakterielle Schleimhautschädigung
  - Übersäuerung
  - schlechte Magenmotorik

Was ist Sodbrennen?

Beim Sodbrennen spürt man einen brennenden oder kratzenden Schmerz hinter dem Brustbein, also dort, wo die Speiseröhre in den Magen mündet. Diese Empfindung wird durch den stark sauren Mageninhalt erzeugt, der in die Speiseröhre zurückfließt, wenn der Magen überdehnt ist und den Schließmuskel zwischen Magen und Speiseröhre aufdrückt (Reflux). Das Sodbrennen tritt meist dann auf, wenn man sich nach vorne neigt oder flach hinlegt. Auch beim Heben schwerer Lasten oder anderer körperlicher Anstrengung kann es zu Sodbrennen kommen.

Was ist eine Entzündung?

Eine Entzündung ist eine Abwehrreaktion des Körpers gegen unerwünschte Bakterien, Viren oder andere schädigende Einflüsse. Ein Beispiel für eine Entzündung ist die schmerzhafte, gerötete und geschwollene Schleimhaut im Hals im Rahmen einer Verkühlung. Ähnlich kann man sich die Veränderungen an der Magenschleimhaut bei einer Gastritis vorstellen.

► ***WISSEN:*** *Die Entzündung eines Organs wird meist durch den lateinischen Namen des betroffenen Organs in Kombination mit der griechischen Endung „itis" gekennzeichnet, so wird z. B. eine Entzündung der Speiseröhre (lat. „Ösophagus") als „Ösophagitis" bezeichnet.*

Was ist Gastritis?

- Gastritis heißt wörtlich „Entzündung des Magens".
- Genauer betrachtet, beschränkt sich die Entzündung auf das Gewebe, das den Magen auskleidet: die Magenschleimhaut. Praktisch stellt sie eine Entzündung der Magenschleimhaut dar.

Verlaufsformen der Gastritis

Die Gastritis kann in zwei unabhängigen Formen auftreten:

- akute Gastritis
- chronische Gastritis

Akute Gastritis

Akute Gastritis ist gekennzeichnet von **plötzlich** auftretenden Symptomen:

- Übelkeit, Brechreiz
- brennende, krampfartige Schmerzen
  - in der Magengegend,
  - im Oberbauch,
  - aber auch im Rückenbereich

- Sodbrennen
- Appetitlosigkeit
- Völlegefühl und Blähungen
- Aufstoßen

Art der Schädigung
Ausdruck der akuten Schleimhautschädigung sind oberflächliche Defekte (Erosionen) und Blutungen der Magenschleimhaut. Unter dem Mikroskop sind Entzündungszellen zu erkennen.

Prognose
Bei Therapie erfolgt meist eine rasche und komplette Rückbildung.

Risiken
Es kann zu einer Magenblutung kommen, die man daran erkennt, dass Erbrochenes dunkelbraun bis schwarz „kaffeesatzartig" (Hämatemesis) oder der Stuhl schwarz gefärbt ist (Meläna).

Ursachen
- Schädigung durch aufgenommene Substanzen
  - unbekömmliche oder verdorbene Nahrung
  - Alkoholexzess (im Extremfall mit Blutungen verbunden)
  - Nikotin
  - Medikamente (Cortison, Aspirin, Dauereinnahme von Schmerzmitteln)
  - Verätzungen durch das Trinken von Säuren und Laugen

- akute Begleiterkrankungen von anderen Erkrankungen
  - Infekte
  - Niereninsuffizienz (urämische Gastritis)
  - durch Strahlentherapie

- Stress
  - Umweltstress (private, berufliche Belastungssituationen)
  - Patienten in der Intensivmedizin
  - akut auftretender Stress im Rahmen von Operationen

Therapie

- richtet sich nach der Grunderkrankung
- Nahrungskarenz von 24–36 Stunden, anschließend Tee, Haferschleim und Zwieback
- auslösende schädigende Stoffe (Alkohol, Nikotin, Kaffee, Fehlernährung) vermeiden
- Hemmung der Magensäure (Antazida)
- Regulation der Darmmotorik (Spasmolytika)
- Unterdrückung des Brechreizes (Antiemetika)
- bei starkem Erbrechen → intravenöse Flüssigkeit und Elektrolyte
- lokale Wärmeanwendung wird subjektiv als angenehm empfunden

···> **TIPP:** Bei andauernden Beschwerden unbedingt einen Arzt aufsuchen.

Chronische Gastritis

Welche Formen von chronischer Gastritis kennt man?

Im Unterschied zur akuten Gastritis dauert eine chronische Gastritis Wochen bis Monate. Da die akuten Beschwerden fehlen, bleibt sie oft lange unentdeckt.

Allen Formen der chronischen Gastritis ist gemeinsam, dass eigenständige und spezifische Symptome fehlen. Die Patienten berichten im Allgemeinen über unspezifische Beschwerden, Appetitlosigkeit und Druck in der Magengegend. Patienten mit einer Typ-A-Gastritis fallen eher durch Symptome auf, die durch die Anämie bedingt sind, z. B. Müdigkeit oder Blässe.

Gastritisform	Häufigkeit
Typ-A-Gastritis	5 %
Typ-B-Gastritis	80 %
Typ-C-Gastritis	15 %

1) Typ A: die A(utoimmun)-Gastritis

Die Typ-A-Gastritis ist eine Autoimmunkrankheit, bei der das Immunsystem „irrtümlich“ bestimmte Zellen in der Magenschleimhaut, sogenannte „Belegzellen“, bekämpft. Diese Belegzellen produzieren neben Magensäure auch einen Stoff, der für die Aufnahme von Vitamin B 12 ins Blut unabdingbar ist. Ohne B 12 funktioniert die Blutbildung nicht mehr normal. Patienten mit dieser Gastritisform leiden häufig an Blutarmut (Anämie).

- **Lokalisation:** Fundus und Corpus.
- **Therapie:** bei Blutarmut Verabreichung von Vitamin-B12-Injektionen.

▶ ***WISSEN:** Patienten mit dieser Gastritisform weisen eine erhöhte Häufung von Magenkrebs auf!*

▶ ***WISSEN: Autoimmunerkrankung***

Das Immunsystem des Körpers bekämpft normalerweise Bakterien und andere Keime, die unliebsame Entzündungen verursachen. In (zum Glück) seltenen Fällen wendet sich das Immunsystem gegen den Körper selbst und bekämpft körpereigene Strukturen. Das Resultat davon sind sogenannte „Autoimmunerkrankungen" wie Typ-B-Gastritis, Typ-1-Diabetes oder Schuppenflechte.

2) Typ B: Die B(akterielle)-Gastritis

Die Typ-B-Gastritis wird durch das Bakterium *Helicobacter pylori* verursacht. Sie ist die häufigste Form der chronischen Gastritis und tritt meist im fortgeschrittenen Alter auf. Dabei handelt es sich um eine Präkanzerose, d. h. aus der chronischen Entzündungsreaktion kann Magenkrebs entstehen.

- In Österreich sind ca. 10 % der Einwohner unter 30 Jahren mit dem Keim infiziert. Dabei muss festgehalten werden, dass dessen Vorhandensein noch keine Gastritis verursachen muss. Viele Menschen tragen diesen Keim in sich, ohne je an einer Gastritis zu erkranken.
- **Lokalisation:** Antrum.
- **Therapie:** eventuell Bekämpfung der Bakterien mit Antibiotika (siehe S. 19).

▶ ***WISSEN: Bakterien im Magen***

In der Medizin vollziehen sich heutzutage nur noch wenige echte Revolutionen. Die Entdeckung, dass sich im ungemütlichen Milieu des Magens ein Bakterium namens Helicobacter pylori aufhalten kann, hat hingegen die Fachwelt überrascht. Noch größer war das Erstaunen, als herauskam, dass ebendieser Schädling für eine große

Anzahl der auftretenden Magengeschwüre verantwortlich zu sein scheint. Und nicht nur das: Auch gewisse Krebserkrankungen können auf sein Konto gehen. In der Vorstufe dieser schwereren Erkrankungen kann zu Beginn eine Phase mit unspezifischen Magenbeschwerden stehen, die auch Sodbrennen beinhalten können.

3) Typ C: Die C(hemische)-Gastritis
Die Typ-C-Gastritis entsteht infolge einer Reizung durch chemische Substanzen. Bestimmte chemische Substanzen können die Magensäureproduktion anregen oder die Schutzschicht der Magenschleimhaut schwächen. Regelmäßiger Alkohol- oder Nikotinmissbrauch können zum Beispiel die Typ-C-Gastritis hervorrufen.

- Lokalisation: pylorusnah.
- Therapie: Vermeiden von Fehlernährung bzw. auslösenden Substanzen.

Magen- und Zwölffingerdarmgeschwür (Ulcus duodeni)

Definition
Magen- und Zwölffingerdarmgeschwüre sind gutartige Geschwüre an der Innenwand von Magen und Zwölffingerdarm. Im Gegensatz zur Schleimhauterosion bei Gastritis sind bei einem Geschwür (Ulkus) auch tiefere Wandschichten betroffen. Eine nicht therapierte Gastritis kann sich gegebenenfalls zu einem Ulkus entwickeln. Beim Magengeschwür (Ulcus ventriculi) besteht ein erhöhtes Risiko für eine bösartige Entartung. Das Zwölffingerdarmgeschwür zeichnet sich durch eine hohe Rückfallneigung aus.

Symptomatik
Eine spezifische Ulkussymptomatik gibt es nicht. Auch ist es nicht möglich, eine klare Differenzierung beider Ulkusformen (Magen- bzw. Zwölffingerdarmgeschwür) anhand der angegebenen Beschwerden vorzunehmen. Sehr häufig treten im Oberbauch lokalisierte (epigastrische) Schmerzen auf, es kommt zu Übelkeit und einem dumpfen Druckgefühl im Bauchraum. Diese Schmerzen sind besonders ausgeprägt nach längeren Phasen ohne Nahrungsaufnahme (z. B. Morgenstunden).

Ursache

Eine Infektion mit dem Helicobacter pylori ist die wichtigste Krankheitsursache. So weisen etwa 95 % aller Zwölffingerdarmgeschwür-Patienten eine Infektion mit diesem Keim auf, gleichfalls haben ca. 70–75 % der Patienten mit Magengeschwür eine helicobacter-pylori-positive Gastritis. Bei Magengeschwüren scheint zusätzlich die schützende Wirkung des Schleimüberzugs geschädigt zu sein. Manchmal ist die Ursache für die Entstehung von Magen- und Zwölffingerdarmgeschwüren auch in der Langzeitanwendung von Schmerzmitteln zu suchen, die die Produktion schützender Botenstoffe (Prostaglandine) hemmen. Auch Rauchen kann die Entwicklung eines Ulkus begünstigen.

Therapie

Beim Nachweis einer Helicobacter-pylori-Infektion ist eine Eradikationstherapie (siehe S. 19) durchzuführen. Bei negativem Befund können für eine symptomatische Therapie auch Säureblocker, Gastroprotektiva oder Prokinetika eingesetzt werden.

Häufig verschriebene Medikamente

Die folgende Information dient zum besseren Verständnis einer eventuell bestehenden Therapie. Keinesfalls sollten Sie eigenmächtig eine medikamentöse Therapie ohne Beratung durch Ihren Arzt oder Apotheker beginnen oder verändern.

- **Gastroprotektiva: gut für die Schleimhaut!**

So wirken Gastroprotektiva: Gastroprotektiva wirken auf unterschiedliche Arten:

  - Eine Gruppe wirkt direkt durch Ausbildung eines Schutzfilmes auf der Schleimhaut oder über bereits bestehende Läsionen.
  - Eine andere Gruppe von Medikamenten wirkt indirekt: Sie fördert die Durchblutung der Schleimhaut und die Schleimproduktion.
  - Beide Medikamentenarten werden häufig zur Vorbeugung von Schädigungen des Magens angewendet, beispielsweise in Verbindung mit einer längeren Therapie mit schmerzstillenden Medikamenten.

- **Antazida neutralisieren die Säure!**

So wirken Antazida: Antazida sind in der Lage, überschüssige Magensäure zu neutralisieren bzw. zu binden. Sie verringern allerdings nicht die tatsächliche Säureproduktion und sind insofern vor allem zur Symptombekämpfung bei Akutbeschwerden geeignet.
Antazida enthalten häufig Aluminium- und Magnesiumsalze im Gemisch. Neuere Präparate ordnen die enthaltenen Stoffe auf eine spezielle Art und Weise an und erhöhen dadurch den Säureschutz.
Wann tritt die Wirkung ein? Die Wirkung von Antazida beginnt bereits nach wenigen Minuten. Der Wirkungseintritt erfolgt in der Regel innerhalb einer Stunde.

- **Protonenpumpeninhibitoren: hemmen die Säureabgabe in den Magen!**

So wirken Protonenpumpeninhibitoren (PPIs): Protonenpumpeninhibitoren hemmen direkt die Entstehung von Magensäure. Dabei wird ein Eiweißstoff in Zellen der Magenschleimhaut gehemmt, der für die Bildung und den Transport der Magensäure ins Mageninnere verantwortlich ist.

Wann tritt die Wirkung ein? Der Wirkungseintritt erfolgt zumeist nach etwa 1–2 Stunden. Die Wirkung kann bis zu 24 Stunden lang anhalten.

- **H2-Blocker: blockieren die Säureproduktion!**

So wirken H2-Blocker: H2-Blocker blockieren die Wirkung von Gewebehormonen, die die Säuresekretion steuern. Die enthaltenen Wirkstoffe wirken zumeist länger und stärker als Antazida, allerdings sind auch stärkere Nebenwirkungen zu beachten.

- **Antibiotika: weg mit den Bakterien!**

Beim Nachweis eines helicobacter-pylori-positiven Zwölffingerdarm- oder Magengeschwürs kann vom Arzt eine Therapie durchgeführt werden, die die Keime restlos abtöten soll. Diese Therapie wird auch als „Eradikation“

bezeichnet. Die Behandlung erfolgt in Kombination mit einem oder mehreren Antibiotika und säurehemmenden Arzneimitteln.
Die säurehemmenden Arzneimittel töten die Bakterien selbst nicht ab, verbessern aber oft die Wirksamkeit der Antibiotika.
Wann tritt die Wirkung ein? Üblicherweise ist der Therapieerfolg nach einigen Wochen feststellbar.

Diagnostik

Was ist eine Gastroskopie (Magenspiegelung)?

Eine Standarduntersuchung, die bei den meisten Formen von Magenbeschwerden, so auch bei Sodbrennen, empfohlen wird, ist die Gastroskopie. Hierbei kann über einen flexiblen Plastikschlauch mit Kamera, der nach Betäubung des Rachens über den Mund und die Speiseröhre bis in den Magen vorgeschoben wird, eine Beurteilung der Schleimhaut des Magens und der Speiseröhre erfolgen. Diese Untersuchung gewinnt ihre Bedeutung auch daraus, dass eine gewisse Anzahl von Menschen mit Sodbrennen durch die ständige Säureeinwirkung an für den Körper ungewohnter Stelle eine Entzündung der unteren Speiseröhre entwickelt. Diese kann sich in seltenen Fällen über verschiedene Stadien hin zu einer Krebserkrankung entwickeln. Im Rahmen einer Gastroskopie kann eine stecknadelkopfgroße Gewebeprobe entnommen werden.

Wozu dient eine Gewebeuntersuchung/Biopsie?

Im Rahmen einer Gastroskopie können winzige Gewebeproben entnommen werden. Die Entnahme ist meist komplett schmerzfrei. Diese Gewebeproben werden unter dem Mikroskop begutachtet: Der erfahrene Arzt kann daraus eine Reihe wichtiger Informationen gewinnen. Die wichtigste Information besteht darin, ob das entnommene Gewebe „nur" Veränderungen aufweist, wie sie im Rahmen einer Gastritis oder anderer gutartiger Erkrankungen typisch sind, oder ob Anzeichen für eine Krebsentstehung vorliegen. Eine Biopsie schafft hier Sicherheit!

Wie weist man Helicobacter nach?

Die gängigsten Tests für Helicobacter beruhen auf einer (fast) einzigartigen Fähigkeit dieses Bakteriums: Das Helicobacter ist nämlich in der

Lage, einen bestimmten chemischen Stoff (Urea) in kleinere Bruchstücke aufzuspalten. Üblicherweise im Magen vorkommende Zellen können das nicht.

Atemtest
Beim Atemtest schluckt man eine kleine Menge dieses Stoffes (Urea), der auf chemische Art markiert ist. Ist kein Helicobacter im Magen zu finden, wird dieser Stoff ganz normal ausgeschieden. Ist Helicobacter vorhanden, wird der Stoff zerkleinert und die Bruchstücke gelangen über das Blut in die Lunge. Dort mischen sie sich mit der Atemluft und werden ausgeatmet. Findet Ihr Arzt in der Ausatemluft die markierten Bruchstücke, liegt der Verdacht nahe, dass Ihr Magen von Helicobacter pylori besiedelt ist.

Helicobacter-Urease-Test (HUT)
Nach einer Probenentnahme im Rahmen einer Gastroskopie wird das entnommene Gewebe direkt auf die Präsenz von Bakterien getestet, die Urea zerkleinern können. Dadurch kann indirekt auf das Vorhandensein von solchen Bakterien geschlossen werden.

Helicobacter-pylori-Antigen-Test im Stuhl
Da immer kleine Mengen von Helicobacter in den Darm mitgerissen und mit dem Stuhl ausgeschieden werden, kann man sie dort mit sehr empfindlichen Methoden detektieren. Dieser Test eignet sich vor allem dann, wenn andere Untersuchungsmethoden abgelehnt werden oder unmöglich sind (z. B. bei Kindern).
Weiters kann im Blut untersucht werden, ob der Körper eine Immunreaktion gegen Helicobacter in Gang gesetzt hat.

Wozu wird eine Blutabnahme durchgeführt?
Eine Blutuntersuchung kann Hinweise darauf liefern, ob die Magenbeschwerden durch eine andere Erkrankung mitverursacht werden. Weiters hilft die Blutuntersuchung, abzuklären, ob eine Autoimmungastritis vorliegt und ob wichtige Blutbestandteile (rote Blutkörperchen, Vitamin B 12) in der Folge einer Autoimmungastritis verringert sind.

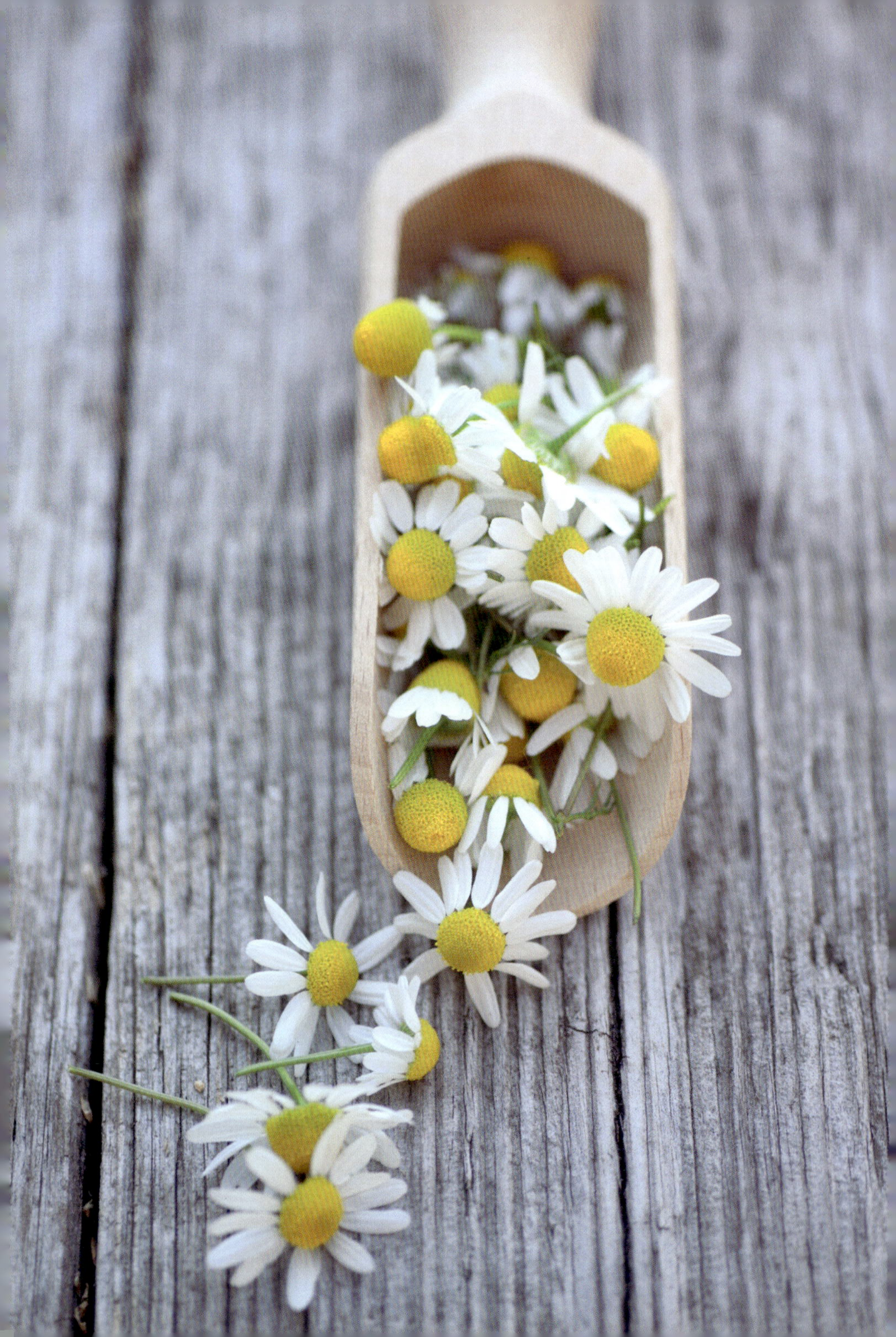

ERNÄHRUNG BEI GASTRITIS UND MAGENGESCHWÜR

Allgemeine Bemerkungen

- Ihre Ernährung wird nur in den seltensten Fällen der einzige Auslöser für Ihre Magenprobleme sein.
- Eine ausgewogene, fettarme Ernährung kann allerdings einen wesentlichen Beitrag dazu leisten, Ihren Magen zu entlasten und die Krankheit zur Ausheilung zu bringen (kein direkter therapeutischer Effekt).
- Ihr Körper wird ganz nebenbei von den Vorteilen der Ernährungsumstellung profitieren.
- Individuelle Unterschiede der Betroffenen in Bezug auf Verträglichkeit und Akzeptanz von Lebensmitteln machen das Aufstellen von genau definierten Ernährungsplänen nicht sinnvoll.
- Wir präsentieren Ihnen daher einige allgemeine Regeln und Ernährungsvorschläge.
- Probieren Sie selbst aus, welche Speisen Ihnen persönlich am besten zusagen.
- Alles, was vertragen wird, ist erlaubt.

Was tun bei ... Je nach Art und Intensität der Beschwerden schlagen wir unterschiedliche Kostpläne vor

Akute Beschwerden

- Teepause einlegen, eventuell ausgewählte feste Nahrung
- 1–3 Tage
- Rezepte & Kostpläne ab S. 59

Verabreichung von

- ungesüßtem Tee (z. B. Fenchel, Kamille, Pfefferminz)
- Zwieback
- getoastetem Weißbrot
- Knäckebrot
- Schleimsuppen

···> **TIPP:** Das Abklingen akuter Beschwerden ist nicht mit der Abheilung der Gastritis gleichzusetzen. Beginnen Sie deswegen äußerst vorsichtig und langsam mit dem Kostaufbau!

Ausklingende akute Beschwerden

- Aufbaukost (Übergang von der Teepause zu leichter Dauerkost)
- 7–10 Tage
- Rezepte & Kostpläne siehe S. 64

Zur Auswahl stehen:

- leicht verdauliche Gemüsesorten (Karotten, Fenchel, Zucchini, weißer Spargel, Spinat, Broccoli)
- gekochter/gedünsteter Fisch
- mageres, gekochtes/gedünstetes Fleisch
- Kartoffelpüree
- Reis
- Teigwaren

Vorbeugung akuter Beschwerden

- Dauerkost
- Gewöhnen Sie Ihren Körper an milde, ausgewogene, fettarme Kost
- Rezepte & Kostpläne siehe S. 109

Individuelle Unterschiede

Geschmack und Verträglichkeit sind individuell verschieden!

Ähnlich unterschiedlich sind die Ernährungsgewohnheiten: Was schmeckt? Was wirkt regelrecht abstoßend? Was wird „vertragen“? Was provoziert Magenprobleme?

Dieses Buch bietet Ratschläge und Richtlinien, die sich in der Praxis bei einer Vielzahl von betroffenen Personen bewährt haben.

Wenn die Magenprobleme weiter bestehen ...

- Lassen Sie die Speisen oder Nahrungsmittel weg, bei denen Sie das Gefühl haben, Probleme zu bekommen!
- Verwenden Sie hingegen Speisen oder Getränke, von denen Sie glauben, dass sie keine Problemverursacher sind.

- Führen Sie Buch! Notieren Sie gewissenhaft,
  - welche Speisen und Getränke Sie zu sich nehmen,
  - Ihre Medikamenteneinnahmen und
  - das zeitliche Auftreten von Magenproblemen.
  - Notieren Sie zusätzlich Faktoren, die subjektiv Stress oder Unwohlsein verursachen.

Erkennen Sie ein Muster? Treten Beschwerden immer wieder nach einem der protokollierten Faktoren auf? Ihr Arzt oder Ernährungsberater unterstützt Sie sicher in der Analyse Ihrer Aufzeichnungen.

Einige goldene Regeln

Vermeiden Sie

- Alkohol
- Bohnenkaffee (vor allem auf nüchternen Magen genossen)
- Rauchen
- hastiges Essen
- zu heiße oder zu kalte Speisen
- scharfe Gewürze
- fette, frittierte Speisen

Gewöhnen Sie sich daran,

- mehrere kleinere Mahlzeiten über den Tag verteilt einzunehmen
- genussvoll und langsam zu essen und gründlich zu kauen
- unverträgliche Lebensmittel von Ihrem Speiseplan zu streichen
- magenfreundliche Zubereitungsmethoden zu wählen

Im folgenden Kapitel erfahren Sie mehr über die praktische Umsetzung unserer Empfehlungen.

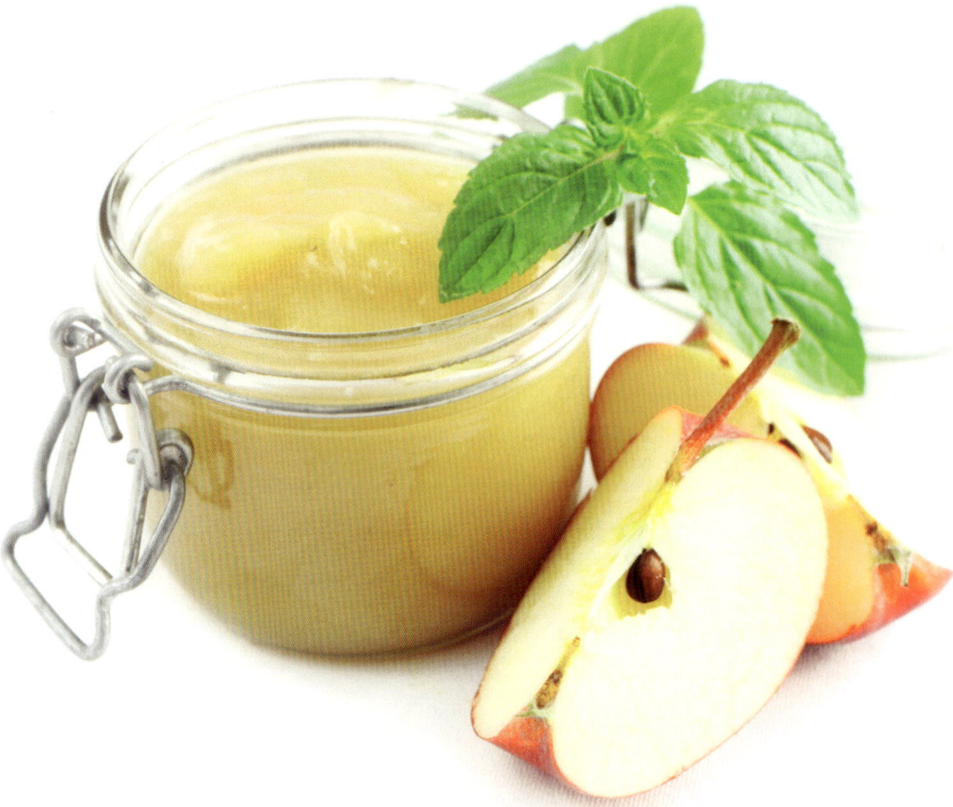

MAGENSCHONENDE ERNÄHRUNG

Dieser Abschnitt gibt Informationen zu folgenden Punkten:

- Wie isst man richtig?
- Wie bereitet man Speisen magenschonend zu?
- Wie sollte eine ausgewogene magenschonende Ernährung aufgebaut sein?

Richtiges Essverhalten

Mehrere kleine Mahlzeiten verzehren

Nehmen Sie etwa alle drei Stunden kleine Portionen zu sich. Der Magen sollte nie ganz leer sein.

Vermeiden Sie bewusst hastiges Essen:

- Planen Sie reichlich Zeit für das erste Frühstück ein.
- Ihr Mittagessen sollte, so oft es geht, in entspannter Atmosphäre ohne Zeitdruck stattfinden. Gönnen Sie sich eine kurze Pause nach dem Essen.
- Verzehren Sie das Abendessen 2–3 Stunden vor dem Zu-Bett-Gehen.
- Planen Sie eventuell eine kleine, leicht verdauliche Spätmahlzeit ein.
- Stellen Sie bei Bedarf (Nüchternschmerz in der Nacht) eine leichte Mahlzeit für die Nacht bereit (Milch, Toastbrot).
- Gönnen Sie sich sowohl vormittags als auch nachmittags eine Zwischenmahlzeit.

Als Zwischenmahlzeiten eignen sich

- ein Glas Milch oder Buttermilch
- Joghurt, Bifidus etc.
- Brot, Gebäck; mürbe, leicht gesüßte Vollkornkekse; Cerealien (Müsli, Cornfalkes)
- Obst, z. B. Bananen, mildes (säurearmes) Apfelmus
- Fertiggerichte der Babyernährung

Kauen Sie gründlich!
Lassen Sie sich Zeit beim Kauen, konzentrieren Sie sich bewusst auf Ihre Speise.

Trinken Sie reichlich!
Wasser, stilles Mineralwasser, Kräutertee – aber nicht zu große Mengen auf einmal, am besten schluckweise zu den Mahlzeiten.

Achten Sie auf die Temperatur der Speisen und Getränke!
Sowohl eisgekühlte als auch sehr heiße Speisen verträgt Ihr Magen nur schlecht.

Vermeiden Sie allzu häufige Schlemmermahlzeiten!
Übermäßige Nahrungsaufnahme belastet und überfordert Ihren Magen.

Nahrungsmittel, die häufig Probleme verursachen

Speise/Getränk	Eigenschaft
Bohnenkaffee	steigern Säureproduktion
Alkohol (v. a. Brände)	
Süßigkeiten, Schokolade	
scharfe Gewürze	
Räucherwaren	
heiße und kalte Speisen	
Fertigbackwaren	
Zitrusfrüchte	enthalten viel Säure
einige Obstsäfte (Orange, Grapefruit)	
kohlensäurehaltige Getränke	
Weine, Sekt	
Hülsenfrüchte	schwer verdaulich
Kohl, rohe Paprika, Wirsing, Zwiebel	
harte Eier	
frisches Brot	
frittierte Speisen (z. B. Pommes frites, gebackener Fisch)	sehr fettreich langsame Verdauung viel Magensäure wird benötigt
fettes Fleisch und Wurstwaren	
fette Backwaren (z. B. Cremetorten)	
Mayonnaise, diverse Saucen	
Eiscreme, Butter	

Kaffee

Sollte sich der Kaffeekonsum nicht gänzlich vermeiden lassen, hier ein paar Tipps für einen möglichst magenschonenden Genuss:

- Kaffee nicht auf nüchternen Magen konsumieren
- Zubereitungsformen wählen, die die Bitterstoffe im Kaffee reduzieren

▶ ***WISSEN:*** *Je länger das Kaffeepulver Kontakt mit dem Wasser hat, umso mehr Bitterstoffe werden in den Kaffee abgegeben.*

Dementsprechend wird Espresso meist besser vertragen als Filterkaffee oder Türkischer Kaffee.

- Wahl bestimmter Sorten
  Im Handel erhältliche Kaffeepulver bestehen aus bis zu 40 verschiedenen Kaffeesorten und Röstungen. Von den beiden Hauptsorten, Robusta und Arabica, zeichnet sich Erstere durch bessere Magenverträglichkeit aus.
- Ausprobieren von Schonkaffeesorten
  Im Handel sind diverse Sorten erhältlich, die entweder von Natur aus reizstoffarm sind oder denen im Verlauf eines Veredelungsprozesses Reizstoffe entzogen wurden. Diese Kaffeesorten sind nicht nur bekömmlicher, sie sind auch vollwertig in ihrer belebenden Wirkung, denn das Koffein bleibt erhalten.
  Dabei ist zu beachten, dass es unterschiedliche Methoden für den Entzug von magenreizenden Stoffen gibt:
  - Dämpfen (nach dem Lendrich-Verfahren): z. B. Eduscho / Gala reizarm
  - Oberflächenbehandlung: z. B. Kraft Foods / Onko S reizarm

  Es lohnt sich, verschiedene Produkte zu testen!

TIPP: Die meisten entkoffeinierten Sorten enthalten auch weniger magenreizende Bitterstoffe!

Magenschonende Zubereitungsmethoden

Empfehlenswerte Zubereitungsmethoden

1. Kochen/Garen am Herd
2. Dünsten
3. Garen in der Mikrowelle
4. Dampfgaren
5. Zubereitungen im Wasserbad
6. Sanftes Garen von Fleischspeisen in der Aluminiumfolie oder Bratenfolie
7. Garen im Römertopf oder gar in einer „Tajine“

Nicht empfehlenswerte Formen	Grund
Frittieren	*zu fett*
Herausbacken	*zu fett*
Grillen über offener Flamme	*Entstehen von magenreizenden Stoffen*
Scharfes Anbraten von Speisen	*Entstehen von magenreizenden Stoffen*

Kochen

Als Kochen bezeichnet man das Garen in siedend heißem Wasser (rund 100° C). Die Zutaten werden dabei entweder bereits ins kalte Wasser gegeben und mit dem Wasser erwärmt oder erst dem siedenden Wasser beigefügt. Werden die Zutaten mit dem Wasser erwärmt, gehen viele Inhaltsstoffe von den Ingredienzien ins Wasser über. Dieser Prozess des Auslaugens ist bei manchen Zubereitungsformen durchwegs erwünscht. Gekocht wird üblicherweise in einem Metall- oder Emailtopf auf einem Gas- oder Elektroherd. Weiters unterscheidet man:

- **Sprudelndes Kochen:** Das Wasser wird am Sieden gehalten. Die aufsteigenden Blasen führen zu einer guten Durchmischung der zubereiteten Speise. Das ist zum Beispiel beim Kochen von Nudeln wünschenswert.
- Wird nur wenig Hitze zugeführt, spricht man von **Simmern**. Hierbei steigen keine Dampfblasen auf und das Gargut wird geschont.

Dünsten

Beim Dünsten wird dem Gargut wenig oder gar keine Flüssigkeit zugesetzt. Eventuell kann etwas hochwertiges Fett zugegeben werden. Die sich ansammelnde Flüssigkeit stammt häufig vom Gargut. Nährstoffe und Vitamine bleiben optimal erhalten.

Garen in der Mikrowelle

- Bei technisch einwandfreien Geräten und sachgemäßer Benutzung besteht keine Gefahr für die Gesundheit.
- Die Veränderungen der Nährstoffzusammensetzung von mikrowellengegarten Lebensmitteln entsprechen der konventionellen Zubereitung am Herd. Voraussetzung sind Temperatureinstellung und Garzeit entsprechend den Angaben des Herstellers.

Zahlreiche Untersuchungsergebnisse beweisen, dass sich die Lebensmittelinhaltsstoffe bei der Mikrowellenanwendung nicht anders verhalten als bei anderen Garmethoden. Das sachgerechte Vorgehen ist, wie bei konventionellen Zubereitungsverfahren, entscheidend. Auch bei diesen konventionellen Verfahren ist auf schonende Zubereitung zu achten: Werden Gemüseportionen von 200–400 g in sehr wenig Flüssigkeit gegart, ist die Vitaminerhaltung in der Mikrowelle mindestens genauso hoch wie beim Dünsten. Beim Auftauen tiefgefrorener Lebensmittel im Mikrowellengerät wirkt sich die vergleichsweise kurze Auftauzeit positiv auf die Nährstoffverluste aus. Grundsätzlich sind die in der Bedienungsanleitung angegebenen Garzeiten zu beachten.

- Für die Erwärmung der Speisen ein spezielles mikrowellengeeignetes Geschirr verwenden.
- Die Speisen mit lose aufliegender Abdeckung oder mikrowellengeeigneter Folie bedecken.
- Nach Möglichkeit die Speisen in Stücke ungefähr gleicher Dicke zerteilen. Große Stücke sollten zerkleinert werden.
- Alle Speisen zwischendurch umrühren oder wenden.
- Lebensmittel mit fester Hülle (z. B. Würstchen) einstechen, damit sie nicht platzen.

Dampfgaren

Beim Dampfgaren wird direkter Kontakt zwischen dem Gargut und der siedenden Flüssigkeit vermieden. Das Gargut befindet sich in einem Siebeinsatz, der über dem siedenden Wasser positioniert ist.

Diese Art der Speisenzubereitung ist in China bereits seit Jahrtausenden bekannt und in vielen Ländern Asiens nach wie vor sehr populär.
Um diese Methode einmal auszuprobieren, genügt ein Topf mit Siebeinsatz und fest schließendem Deckel. So wird's gemacht: In den Topf kommt Wasser, in den Siebeinsatz wird das Gargut gegeben. Der Siebeinsatz mit dem Gargut wird in den Topf gehängt und mit dem Deckel bedeckt. Dann wird das Wasser zum Kochen gebracht. Der dabei entstehende Dampf erhitzt das Kochgut gleichmäßig und schonend.

Vorteile des Dampfgarens

- Es handelt sich um eine fettfreie Garmethode.
- Da die Lebensmittel auch nicht so wie beim herkömmlichen Dünsten im Wasser „schwimmen“, werden sie nicht ausgelaugt – Vitamine, Mineralstoffe und Eigengeschmack bleiben besser erhalten.
- Die Speisen können nicht anbrennen, das Umrühren erübrigt sich also.
- Vorsicht! Dampf gart zwar Lebensmittel sanft, doch Sie können sich damit verbrühen. Also Achtung beim Abnehmen des Deckels!

Einsetzbar beim Dämpfen, Aufwärmen oder Auftauen

Neben dem unspektakulären Topf mit Siebeinsatz gibt es zum Dämpfen von Speisen mittlerweile ein breites Geräteangebot (sogenannte „Steamer“). Damit können einerseits Gemüse, Fisch, zartes Fleisch, Pasteten, Soufflés, Reis oder Knödel schonend zubereitet werden, andererseits eignen sie sich zum Auftauen oder Aufwärmen von Gerichten. Das große Plus dieser Garmethode ist, dass die Speisen saftig bleiben. Beim Auftauen bzw. Aufwärmen in der Mikrowelle oder im Backrohr können sie dagegen austrocknen.

Zubereitungen im Wasserbad

In einen großen, mit etwas kochendem Wasser gefüllten Topf wird ein kleineres hitzebeständiges Gefäß, beispielsweise eine Kasserolle oder eine Jenaerschüssel, gestellt. Die Speise wird in dem kleineren, im kochenden Wasser stehenden Gefäß zubereitet.
Die Zubereitungsdauer ist länger als auf der Kochstelle, die Zubereitungstemperatur kann aber nicht wesentlich über 100° C ansteigen. Für die Zubereitung von Pudding wird ein Topf als Wasserbad gewählt, die Pudding-

form sollte zu einem Drittel in kochendem Wasser stehen. Der Topfdeckel sollte nicht ganz abschließen, eine Spalte sollte offen sein.

Sanftes Garen von Fleischspeisen in Aluminium- oder Bratenfolie

Die schonendste Zubereitungsart für Fleischspeisen ist das Dünsten des Fleisches oder das Garen in der Brat- oder Aluminiumfolie. Diese Zubereitungsform sollte besonders bei der Herstellung der ersten Hascheegerichte nach längerer Fleischkarenz gewählt werden.

Aluminiumfolie

Ein Stück Aluminiumfolie so abschneiden, dass das Fleischstück mit einem 3 cm breiten Folienrand rundherum eingehüllt werden kann. Das gewürzte Fleisch in die Mitte der dünn mit Öl bepinselten Folie legen, die beiden Längsseiten an der Oberseite des Fleischstückes zusammenfassen und eng am Bratgut ab- und einmal einbiegen.
Die Seitenteile knapp am Fleischstück hochbiegen. Im mittelheißen, vorgeheizten Backrohr am Bratrost oder am Backblech garen. Beim Öffnen der Folie sollte darauf geachtet werden, dass kein Fleischsaft verloren geht.

Bratdauer

	Bratdauer (ca.)
kleine Fleischstücke	20 Min.
Braten, 6–8 cm hoch	1,5 Std.
Brathuhn	40 Min.
Fischfilet	15 Min.
Fisch, z. B. Forelle	20 Min.

Bratfolie

Die Bratfolie sollte ca. 25 cm länger sein als das Fleischstück. Ein Ende des Foliensackes zusammendrehen, abbinden, umschlagen und nochmals abbinden. Das gewürzte Fleisch ohne Fettzugabe einlegen, die Folie knapp am Gargut zusammendrehen, abbinden, umbiegen und dazubinden. Die Hüllenoberseite einmal mit einer Nadel einstechen. Im Backrohr am Bratrost bei Mittelhitze braten. Die Bratdauer ist gleich lang wie bei der Zubereitung in Aluminiumfolie.

Garen im Römertopf oder in einer „Tajine“

Der Römertopf (inkl. Deckel) ist ein Topf aus Ton. Die Zubereitung der Speisen erfolgt im Backrohr. Der Name „Römertopf“ rührt von seiner erstmaligen dokumentierten Verwendung durch die Römer, die die Technik des Dunstgarens häufig einsetzten.
Als „Tajine“ bezeichnet man ein Gargefäß mit kegelförmigem Deckel, das – dem Römertopf ähnlich – heute in Nordafrika verwendet wird.
So wie der Römertopf aus Ton ist die Tajine eigentlich ein „Topf für alles“: Fleisch, Hühnchen, Fisch und Gemüse werden darin gegart. Die Zutaten werden einfach in den Topf geschichtet, gewürzt und garen dann, ohne weiteres Zutun, ganz allein – meist im eigenen Saft, schonend und fettarm. Der Geschmack ist einzigartig und die Nährstoffe bleiben weitgehend erhalten. Diese Zubereitungsform ist auch für ungeübte Köche und Leute mit wenig Zeit ideal.

Vorteile des Tontopfes

- Das Garen geschieht mit einer minimalen bzw. gar keiner Zugabe von Flüssigkeit. Somit bleiben der Geschmack, der Saft, das Aroma und die Nährstoffe nahezu vollständig erhalten.
- Das Garen kann bei fast allen Gerichten ohne Zugabe von Fett geschehen.
- Bleibt die Nahrung zu lange im Ofen, hat dies so gut wie keine negativen Auswirkungen, da der Topf die Austrocknung durch seinen Feuchtigkeitshaushalt verhindert.
- Das Fleisch wird zarter als bei anderen Zubereitungsarten.

Nachteile des Tontopfes

- Der Römertopf ist nicht sofort gebrauchsfertig, er muss vor seinem Einsatz mindestens 15 Min. lang gewässert werden.
- Ein Römertopf ist empfindlicher als Töpfe aus Metall. Er sollte nie in das heiße Backrohr geschoben oder in heißem Zustand mit kalter Flüssigkeit aufgegossen werden, da Keramik bei einem Temperaturschock zerspringen kann. Aus dem gleichen Grund sollte man den heißen Römertopf niemals auf eine kalte Fläche stellen, sondern auf Holz oder Kork.

- Auch ein stark verschmutzter Römertopf sollte nicht mit Spülmittel oder anderen scharfen Putzmitteln gereinigt werden, sondern nur mit heißem Wasser, da das Reinigungsmittel in die offenporige Keramik einziehen kann und von dort beim nächsten Gebrauch auf die Lebensmittel übergehen kann.

Richtige Ernährungszusammenstellung

In Anlehnung an die Richtlinien der „Deutschen Gesellschaft für Ernährung"

1) Essen Sie vielseitig – aber nicht zu viel

Abwechslungsreiches Essen schmeckt und ist vollwertig.

Essen Sie von möglichst vielen verschiedenen Lebensmitteln – aber jeweils kleine Portionen. Je vielfältiger und sorgfältiger Sie Ihren Speiseplan zusammenstellen, desto besser lässt sich eine mangelhafte Versorgung mit lebensnotwendigen Nährstoffen oder eine Belastung durch unerwünschte Stoffe in der Nahrung vermeiden. Was die Nahrungsmenge bzw. die Joule oder Kalorien betrifft: Essen Sie gerade so viel, dass Sie kein Über- oder Untergewicht bekommen. Die WHO verwendet zur Definition von Übergewicht den sogenannten Body-Mass-Index, kurz BMI. Normalgewicht wird mit einem BMI von 18,5–24,9 definiert. Personen mit einem BMI über 25 sollten eine Gewichtsreduktion in Erwägung ziehen.

Der BMI errechnet sich wie folgt: Man dividiert sein Gewicht in kg durch das Produkt aus Körpergröße mal Körpergröße (in Metern). Als Formel:

BMI = (Gewicht in kg) / (Körpergröße in Metern) x (Körpergröße in Metern).

Zum Beispiel hat ein Mann mit 1,80 m Körpergröße und 100 kg Gewicht folgenden BMI:

100 / (1,8x1,8) = 100 / 3,24 = 30,9

In diesem Fall wäre also Abnehmen angesagt!

2) Verzehren Sie weniger Fett und fettreiche Lebensmittel

Zu viel Fett macht fett.

Geizen Sie mit Fett. Reduzieren Sie den Verzehr von Streichfetten und bevorzugen Sie fettarme Zubereitungsarten. Verwenden Sie verschiedene, aber hochqualitative Streichfette und Öle im Wechsel. Fett liefert doppelt so viele Joule bzw. Kalorien wie die gleiche Menge an Kohlenhydraten oder Eiweiß. Übergewicht und viele Krankheiten können die Folgen zu fettreicher Ernährung sein. Vergessen Sie nicht auf die „unsichtbaren" Fette, die z. B. in Fleisch, Wurst, Käse, Eiern, Sahne, Nüssen, Kuchen und Schokolade enthalten sind.

3) Würzig, aber nicht salzig

Kräuter und Gewürze unterstreichen den Eigengeschmack der Speisen.

Gehen Sie mit Salz zurückhaltend um. Es sollte nur den Eigengeschmack der Speisen hervorheben. Zu viel Salz übertönt hingegen viele Geschmackseindrücke und kann zur Entstehung von Bluthochdruck beitragen. Bevorzugen Sie deshalb frische oder getrocknete Kräuter und milde Gewürze. Wo Sie dennoch nicht auf Salz verzichten können, verwenden Sie Jodsalz oder jodiertes Kräutersalz, um dem weit verbreiteten Jodmangel vorzubeugen.

4) Wenig Süßes

Zu süß kann schädlich sein!

Reduzieren Sie bewusst Ihren Süßigkeitenkonsum. Benutzen Sie Zucker so sparsam wie ein Gewürz und nicht als Hauptnahrungsmittel. Zu viel Zucker wird vom Körper in Fett umgewandelt und in Form von Fettpolstern gespeichert. Zudem werden bei hohem Zuckerkonsum nährstoff- und ballaststoffreiche Lebensmittel vom Speiseplan verdrängt. Genießen Sie Süßes zwar ohne Reue, aber nur selten und in kleinen Mengen.

5) Mehr Vollkornprodukte

Sie liefern wichtige Nährstoffe und Ballaststoffe.

Essen Sie täglich Vollkornbrot und häufig Getreidegerichte, dafür seltener Weißbrot und Brötchen aus Weißmehl. Probieren Sie stattdessen Müsli aus Flocken oder geschrotetem Getreide. Vollkornprodukte, z. B. Vollkornbrot, Naturreis, Getreidegerichte, Vollkornnudeln, Haferflocken oder Müsli, enthalten günstige Kohlenhydrate. Neben den für die

Verdauung wichtigen Ballaststoffen liefern sie zusätzlich Vitamine, Mineralstoffe und Spurenelemente.
In der akuten Phase einer Gastritis hingegen wären Vollkornprodukte zu schwer verdaulich. In der Teepausenphase oder der Aufbaukostphase empfehlen wir Weißmehlprodukte.

6) Reichlich Gemüse, Kartoffeln und Obst

Diese Lebensmittel gehören in den Mittelpunkt Ihrer Ernährung.
Essen Sie täglich Frischkost in Form von frischem Obst, Rohkost und Salaten, aber auch Gemüse und Kartoffeln. Wählen Sie auch öfter Hülsenfrüchte, wenn Sie sie gut vertragen. Mit diesen Lebensmitteln erhalten Sie Vitamine, Mineralstoffe, Spurenelemente und Ballaststoffe. Bringen Sie je nach Angebot der Jahreszeit im Wechsel verschiedene Gemüsesorten, Salate und Obst auf den Tisch.

7) Weniger tierisches Eiweiß

Pflanzliches Eiweiß ist so wichtig wie tierisches Eiweiß.
Pflanzliches Eiweiß in Kartoffeln, Hülsenfrüchten und Getreide ist günstig für eine vollwertige Ernährung. Auch Milch, fettarme Milchprodukte und vor allem Fisch sind wertvolle Eiweißlieferanten. Es empfiehlt sich, den Verzehr weiterer tierischer Eiweißlieferanten wie Fleisch, Wurst und Eier, die relativ viel Fett, Cholesterin und Purine enthalten, zugunsten von Fisch und fleischlosen Speisen auf wenige Mahlzeiten pro Woche zu verringern. In einer Woche reichen 2–3 Fleischmahlzeiten aus. Auch Wurst sollte nicht öfter verzehrt werden.

8) Trinken mit Verstand

Ihr Körper braucht Wasser, aber keinen Alkohol.
Mindestens eineinhalb bis zwei Liter Wasser pro Tag benötigt Ihr Körper. Löschen Sie Ihren Durst mit Wasser bzw. Mineralwasser, Gemüsesäften, ungesüßtem Früchtetee und verdünnten Obstsäften, in Maßen auch mit ungesüßtem schwarzen Tee oder Kaffee. Dagegen benötigt Ihr Körper nicht einen Tropfen Alkohol. In größeren Mengen schadet Alkohol Ihrer Figur und Ihrer Leber und macht abhängig. Trinken Sie alkoholische Getränke daher allenfalls zum gelegentlichen Genuss, aber nicht als alltäglichen Durstlöscher. Vermeiden Sie beim Alkohol jede Gewöhnung.

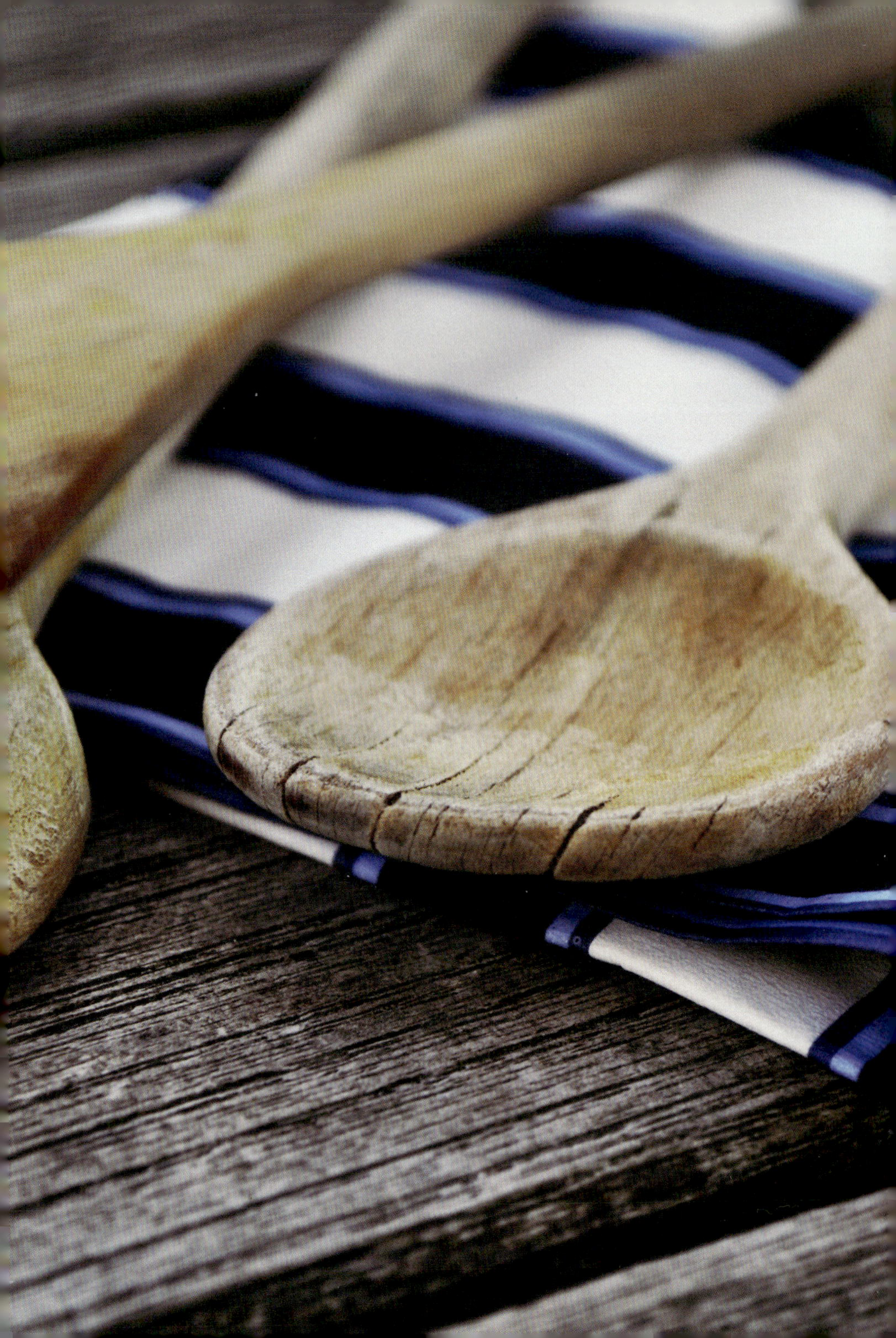

ESSEN GEHEN, FERTIGGERICHTE ODER SELBST KOCHEN?

Nicht jeder kocht gerne oder hat die Zeit, zu kochen. Selbstverständlich wird man Speisen für die eigenen Bedürfnisse am besten adaptieren können, wenn man selbst zum Kochlöffel greift. Muss nun jemand, der bereits mit Magenproblemen geplagt ist, auch noch das Kochen lernen?

Fertiggerichte?

Teepause/Aufbaukost

Da die einzigen kulinarischen Begleiter dieser Phase zugegebenermaßen nicht besonders schmackhaft sind, wird man sie vergeblich als Fertiggericht im Supermarkt suchen. Allerdings sind viele Produkte der Babynahrung durchwegs mit den Richtlinien der strengen Schonkost kompatibel. Optimal sind breiförmige Zubereitungen auf Weizen- oder Gemüsebasis. Säurearmes Obst ist auch verwendbar. Achten Sie auf zuckerarme Zubreitungen. Wegen der allgemein guten Verfügbarkeit dienen folgende Produkte der Firma „Hipp" als Beispiel:

- Frucht & Getreide:
  - Hafer in Apfel (Artikel-Nr. 4820)
  - Feiner Obstbrei (Artikel-Nr. 4800)
- Früchte:
  - Milder Apfel (Artikel-Nr. 4220)
  - Banane in Apfel (Artikel-Nr. 4540)

> **TIPP:** Die kleinen Portionen der Babynahrung sind optimal für die Zwischen- oder Spätmahlzeit!

Aufbaukost/Dauerkost

Mittlerweile gibt es im Supermarkt ein reiches Repertoire an Gerichten, die durchwegs für die Aufbau- bzw. Dauerkost verwendbar sind. Da das

Angebot bzw. konkrete Produkte häufig wechseln, sind konkrete Vorschläge fast nicht möglich.

Einige Ratschläge:
- Viele im Rezeptteil geschilderte Gerichte gibt es als Fertigprodukte.
- Orientieren Sie sich an den bevorzugten Zubereitungsformen (siehe S. 30).
- Vermeiden Sie Nahrungsbestandteile, auf die Sie empfindlich reagieren (Anhaltspunkte dafür liefert Ihnen die Tabelle auf S. 28).
- Eine Auflistung der Zusammensetzung des jeweiligen Fertiggerichtes finden Sie am Etikett auf der Verpackung.
- Kombinieren Sie Fertiggerichte mit frisch zubereiteten Speisen, so sparen Sie Zeit. Bei freier Wahl der Mahlzeiten sollten Sie darauf achten, dass vorgegebene Mahlzeiten, wie z. B. ein Kantinenessen, ein Essen außer Haus etc., sinnvoll ergänzt werden (nach den Regeln magenschonender Ernährung, vgl. S. 27).
- Vermeiden Sie einseitige Ernährung.
- Essen Sie bewusst abwechslungsreich.
- Meiden oder essen Sie nur mit Vorsicht Speisen, die mehrmals nicht vertragen wurden.

Essen im Lokal (Dauerkost)

Menschen mit Magenproblemen sind selbstverständlich nicht an den heimischen Herd gebunden! Ob nun aus beruflichen oder privaten Gründen: Gönnen Sie sich hin und wieder ein gutes Essen im Lokal oder Restaurant. Sie können mit Ihrem neuen Wissen sicher problemlos aus der Speisekarte die Speisen wählen, die Ihnen guttun und Ihnen schmecken.
Sollten Sie dennoch unsicher sein, bieten wir Ihnen noch einige Tipps und Speisenvorschläge.
Allgemeine Tipps:
- Bevorzugen Sie Zubereitungsformen wie im Rezeptteil (S. 30) ausgeführt.
- Vermeiden Sie Nahrungsbestandteile, auf die Sie empfindlich reagieren. Anhaltspunkte dazu liefert Ihnen die Tabelle auf S. 28.
- Frische Speisen können immer mild oder ungewürzt zubereitet werden. Deponieren Sie Ihre entsprechenden Wünsche gleich bei der Bestellung.

- Salate können sicher auf Wunsch mit Joghurtdressing anstatt mit Essig und Öl zubereitet werden.

Mitteleuropäische Küche

Bevorzugen Sie Speisen, die im Rezeptteil angeführt sind.

> **TIPP:** Cremesuppen sind eine aktive Entlastung für Ihren Magen!

Italienische Küche

Entscheiden Sie sich für:

- Nudel- und Teigwarengerichte (vermeiden Sie scharfe oder sehr fette Saucen, wie zum Beispiel Gorgonzolasauce oder scharfe Tomatensauce)
- Suppen, z.B. Minestrone, Tomatencremesuppe
- Risottos aller Art
- Salate mit mildem Dressing
- mildes Fleisch mit Gemüsebeilage

Chinesische Küche

- Wan-Tan-Suppe
- Gemüsesuppen
- milde Gerichte mit Huhn oder Rind bzw. vegetarische Gerichte
- Reisgerichte
- Vermeiden Sie die scharf gebratenen, stark gewürzten, frittierten oder gebackenen Speisen (z.B. Frühlingsrollen süß-sauer)!

> **TIPP:** Meiden Sie die in der chinesischen Küche häufig verwendeten Pilze.

Türkisch/Maghrebinisch

- Hummus (auch: Humus, Hommos, Hommus; pürierte Kichererbsen mit Sesammus)
- Zaziki (Gurkensalat mit Joghurtdressing)
- Ispanaklı Pide (Pide; Pizza mit Spinat)
- Tavuk Döner (Brötchen mit Hühnerfleisch)

> **TIPP:** Meiden Sie eventuell beigefügte frische Zwiebeln und scharfe Gewürze.

Indisch

Lassen Sie sich beraten. Vermeiden Sie scharfe und allzu fette Speisen.

- Nihari Shorba (Chicken Shorba, Indian chicken soup; Indische Hühnerfleischsuppe)
- Chicken-Chat Delhi (Indian chicken salad; Indischer Hühnerfleischsalat)
- Vegetable Biryani (Safranreis mit frischem Gartengemüse)
- Chicken Biryani (Safranreis mit Huhn)

Fast Food

Der Name sagt es bereits: Diese Form der Ernährung sollte tunlichst gemieden werden. Falls es einmal nicht ohne Fast Food gehen sollte, dennoch ein paar Tipps hierzu:

- In **Fast-Food-Ketten** werden häufig Salate angeboten. Wählen Sie dazu ein Joghurtdressing.
- An **Kebab-Ständen** gibt es meist die Möglichkeit, Zutaten frei zu wählen. Eine möglichst magenschonende Variante ist ein vegetarisches Kebab mit Salat, wenigen Tomaten und einer Joghurtsauce. Falls es nicht ohne Fleisch geht, greifen Sie eher zu Hühnerfleisch. Vermeiden Sie Zwiebeln und selbstverständlich jede Form von Schärfe (Chilipulver).
- **Asiatisches Fast Food** bietet die Möglichkeit, Reis mit einer schmackhaften Sauce zu kombinieren. Vermeiden Sie auch hier jede Form von Schärfe.

Einige praktische Tipps für das Selbstkochen

Mengenangaben in der Küche / Löffelmaße

Einen großen (Esslöffel) und einen kleinen Löffel (Teelöffel) zur Hand nehmen und die Füllungsmenge auswiegen.

Übliche Mengenangaben in der Küche

Einheit	Nahrungsmittel	Anmerkung	Menge
1 EL	Mehl	stark gehäuft	20 g
1 TL	Mehl	stark gehäuft	10 g
1 EL	Grieß	schwach gehäuft	10 g
1 TL	Grieß	schwach gehäuft	5 g

1 EL	Haferflocken	gehäuft	10 g
1 TL	Haferflocken	gehäuft	5 g
1 EL	Feinkristallzucker	stark gehäuft	20 g
1 TL	Feinkristallzucker	stark gehäuft	10 g
1 EL	Öl		7 g
1 EL	Joghurt		20 g

Auswahl der Nahrungsmittel beim Einkauf

- Fleisch sollte möglichst fettarm, gut abgelegen und bindegewebsarm sein. Bevorzugen Sie Geflügel, Kalb- oder Rindfleisch.
  - Geflügel oder Fisch sollten immer ohne Haut verzehrt werden.
- Achten Sie auf die Frische des Gemüses. Verholztes Gemüse sollte nicht verwendet werden bzw. sollten verholzte Stellen großzügig entfernt werden.
- Obst sollte gut ausgereift bzw. gut abgelegen sein.
- Gegen die Verwendung von tiefgekühlten Nahrungsmitteln oder Nahrungsmitteln aus der Dose bestehen hinsichtlich der Magenverträglichkeit keinerlei Bedenken.

Zubereitungen

Salate

- Zum Marinieren der Salate wird am besten ein Joghurtdressing verwendet.
- Wenn Zitronensaft oder Essig verwendet werden, ist darauf zu achten, dass die Speisen keinesfalls zu sauer zubereitet werden.
- Verwenden Sie reichlich Kräuter zum Würzen.

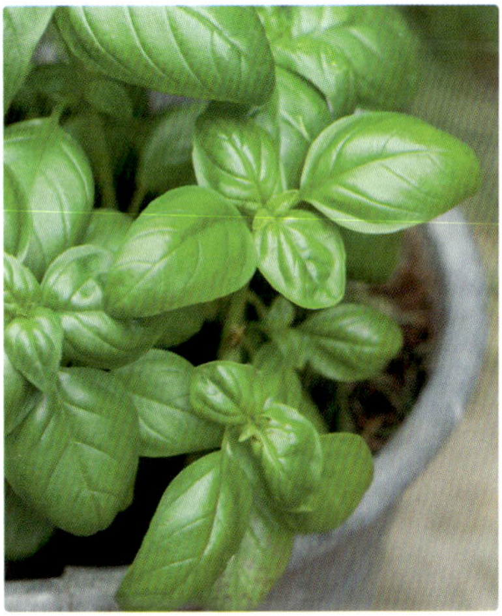

Gemüse

- Das Gemüse wird am besten ohne oder nur mit wenig Kochfett gedünstet (siehe andere magenschonende Zubereitungsformen auf S. 30) oder mit einer hellen Einmach (Mehlschwitze) bzw. mit etwas Obers/Rahm/Crème fraîche zubereitet.
- Um dem Magen Arbeit abzunehmen, ist es von Vorteil, Gemüse mundgerecht zu zerkleinern. Verwenden Sie zur Erleichterung einen Gemüsehobel.

Suppen

- Legierte Suppen werden oft als magenschonender empfunden.
- Werden gröbere Suppeneinlagen schlecht vertragen, können diese mit dem Pürierstab zerkleinert werden (Cremesuppe).

Eier

Eier sind am bekömmlichsten, wenn das Eigelb

- als Legierung,
- als aufgeschlagene Eierspeise (z. B. Schaumomelette, Biskuitomelette, Salzburger Nockerln)
- oder im Auflauf verkocht verwendet wird.

Verträglich sind auch weiche Eier oder im Wasserbad gegarte Eierspeisen.

Umgang mit Fett

Bei der Speisenzubereitung ist auf folgende Punkte zu achten:

- fettarme Zubereitung
- Kochfett nicht zu stark erhitzen.
  - Es sollte weder braun noch so heiß werden, dass es zu rauchen beginnt.
  - Die Speisen sollten weder stark angebraten noch stark angeröstet werden.
  - Als Kochfett können Butter, gute Margarine oder gute Speiseöle verwendet werden.

Kochgut binden, einmachen, legieren

Gemüse, Suppen, Haschees mit Einmach oder Béchamelsauce binden.

Zutaten für eine Einmach (Mehlschwitze):
1 TL (10 g) Mehl
10 g Kochfett

Zubereitung:
Gleiche Mengen Kochfett und Mehl in einer Pfanne hell anlaufen lassen, mit dem Kochgut verkochen.

Zutaten für Béchamelsauce:
1 EL (20 g) Mehl
20 g Kochfett
200 g Milch
100 g Wasser oder Gemüsebrühe

Zubereitung:
Das Mehl im Kochfett hell anlaufen lassen, mit Milch und Flüssigkeit aufgießen und verkochen.
Die Zutaten reichen für 4 Portionen leicht gebundenes Gemüse oder für 2 Portionen Lasagne.

Suppen legieren
1. Variante (kleine Legierung)
Dem Kochgut Obers, Crème fine (pflanzlich), Crème fraîche oder Sauerrahm beimengen.
2. Variante (große Legierung)
Dem Kochgut Obers (Crème fine oder Sauerrahm oder Crème fraîche) beimengen und mit Eigelb versprudeln.
Die Speise darf zum Zeitpunkt dieser Legierung nicht mehr kochen.

> **TIPP:** Den Suppentopf vom Herd nehmen, 5 Min. lang ruhen lassen und dann die Legierung vornehmen.

Schlagobers (Sahne)
Wird Schlagobers schlecht vertragen, kann es mit der gleichen Menge von steif geschlagenem, ungesüßtem Eiweiß verrührt und als Zugabe zu Mehlspeisen verwendet werden.

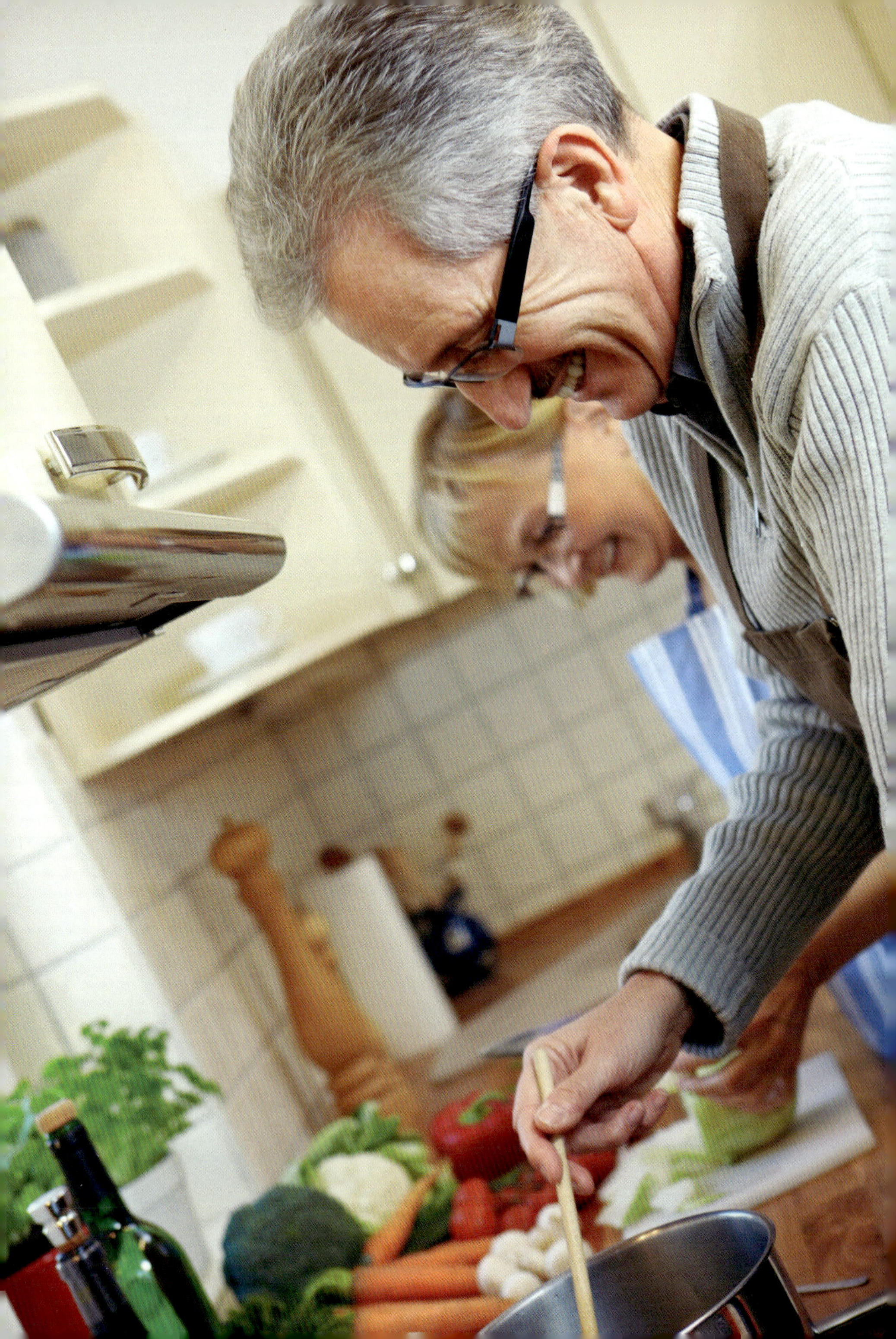

REZEPTE

Zum Gebrauch des Rezeptteils

- Tageskostpläne dienen als **Beispiel**, wie Sie Ihre Ernährung aufbauen können.
- Die einzelnen Speisen sind durch andere Rezepte der jeweiligen (oder früherer) Abschnitte (Teepause/Aufbaukost/Dauerkost) frei ersetzbar.
- Stellen Sie sich Ihren optimalen Ernährungsplan zusammen!

Der Rezeptteil gliedert sich in folgende Abschnitte:

- Teepause
- Übergang Teepause – Aufbaukost
- Aufbaukost
- Dauerkost

► ***WICHTIG:** Selbstverständlich können Rezepte eines früheren Teiles in allen weiteren Ernährungsabschnitten verwendet werden! Zum Beispiel kann Apfelmus (Teepause) auch in der Aufbau- und Dauerkost konsumiert werden.*

Aufgrund individueller Unterschiede in der Verträglichkeit bestimmter Zutaten sind Ingredienzien, die gelegentlich schlecht vertragen werden, bei einigen Rezepten mit dem Vermerk „evtl." (eventuell) angeführt.
Zum Beispiel ist beim Rezept für die „Karfiolcremesuppe" (Seite 70) Reibkäse als eventuelle Zutat angeführt. Geschmacklich stellt der Reibkäse sicher eine Verbesserung dar, aber sollte Ihnen Käse gewohntermaßen schwer im Magen liegen, lassen Sie ihn bitte weg.

Tageskostpläne

Teepause
Rezeptteil Seite 59–63

Dauer: 1–3 Tage (bis zum Abklingen der Beschwerden)

Zur Auswahl stehen:
- schluckweise getrunkener, handwarmer Tee Ihrer Wahl
- Zwieback
- getoastetes Weißbrot
- Knäckebrot oder ähnliche Produkte
- Reiswaffeln
- Schleimsuppen
- Reis-Congee
- milde Grießsuppe
- Haferflockensuppe
- Apfelmus

Übergang Teepause – Aufbaukost
Rezeptteil Seite 64–67

Zur Auswahl stehen:
- Reisschleimsuppen, Haferschleimsuppen oder andere Suppen der Teepause
- Zwieback, hell getoastetes Toastbrot, gebähtes Weißbrot, Reiswaffeln
- Nach und nach können Sie die eine oder andere dieser Mahlzeiten durch Rezepte der Aufbaukost ersetzen.
- Sie werden immer wieder Rezepte in der Aufbaukost finden, die in der Milde und im Gehalt unterschiedlich sind (Menge an Ei oder Obers bzw. Gewürze). Beginnen Sie beim Übergang langsam mit den milden Speisen und erweitern Sie erst schrittweise das Repertoire der Aufbaukostrezepte.
- schwach gesüßte Milchspeisen wie Milchgrieß oder Milchreis
- Pudding oder Cremes
- gedünsteter Reis

- schluckweise getrunkene, zimmerwarme Milch oder Buttermilch
- Joghurt, Bifidus (evtl. mit etwas Zwieback oder mürben Keksen wie Butterkeksen oder Weizenschrotkeksen).

Aufbaukost

Rezeptteil Seite 68–108

- Konsumieren Sie fünf, über den Tag verteilte kleine, milde Mahlzeiten (alle drei Stunden, damit Ihr Magen niemals leer ist).
- Stellen Sie sich für eventuell nächtlich auftretende Nüchternschmerzen eine kleine Mahlzeit bereit. Das kann sowohl ein kalter Snack (Joghurt, Zwieback o. Ä.) als auch ein warmer Snack (z. B. eine Tasse warme Suppe) sein.

Beispiel eines Tageskostplanes der frühen Aufbaukost

7.00 Uhr:	Tee mit Zwieback	
9.00 Uhr:	½ Tasse Milch mit Zwieback	
11.00 Uhr:	Reisschleimsuppe oder Congeé	(Seite 61)
13.00 Uhr:	Apfelmus	(Seite 63)
15.00 Uhr:	Tee mit Zwieback	
17.00 Uhr:	Reisschleimsuppe oder Congeé	(Seite 61)
19.00 Uhr:	Grießsuppe	(Seite 63)
21.00 Uhr:	½ Tasse Milch mit Zwieback	
Nachtmahlzeit:	Zwieback	

Bei weiterem Abklingen der Beschwerden (spätestens nach 5 Tagen) Erweiterung der Kost durch:

- Kartoffelpüree (Seite 66)
- Kartoffelschnee (Seite 67)
- passiertes Karottengemüse
- schluckweise getrunkenen Karottensaft
- fettarmen Topfen
- Teigwaren
- altbackenes Weißbrot
- Toastbrot
- Biskotten

- Biskuit
- lockere, schwach gesüßte Aufläufe oder Puddinge (zimmerwarm), wie Reisauflauf oder Grießpudding
- Apfelkompott, Birnenkompott
- Suppen der Aufbaukost (Grieß-, Einmach-, Gemüsecreme etc.), eventuell mit etwas Legierung aus Eigelb und Obers
- weiches Ei, diätetische Eierspeise
- gedünstetes mildes Gemüse, wie z. B. Karotten, Erbsen, Zucchini, Fenchel, Spinat); milde, gekochte Salate, wie z. B. Selleriesalat, gekochter Karottensalat (schwach mit Essig oder Zitrone gesäuert); gedünsteten oder in Aluminiumfolie zubereiteten Fisch (Forelle, Scholle, Dorsch)
- gedünstetes Hühner- oder Kalbfleisch; milden, fettarmen Schinken

Anmerkungen:
- Es sollten nicht mehr als 40 g Butter oder gute Margarine oder Öl pro Tag als Aufstrich- und Kochfett verwendet werden.
- Gewürze:
  - Salz (wenig), etwas mildes Kräutersalz
  - alle Küchenkräuter
  - Zitrone, Essig (möglichst wenig säuern)
- allmählicher Übergang auf Dauerkost

Beispiel eines Tageskostplanes etwa 1 Woche bis 10 Tage nach Beginn der Aufbaukost

7.00 Uhr:	Milch oder Kräutertee	
	Toastbrot mit mildem Topfenaufstrich	
9.00 Uhr:	Biskotten	
12.00 Uhr:	Kräutertee	
	Mildes Hühnerfleischgericht	(Seite 96)
	Karottengemüse (eventuell passiert)	(Seite 99)
15.00 Uhr:	Vanillepudding	
18.00 Uhr:	Gemüsecremesuppe oder	(Seite 69–73)
	Haferflockensuppe legiert	(Seite 61)
	Toastbrot mit mildem Gervais	
21.00 Uhr:	Kräutertee	
	altbackenes Kipferl/Hörnchen	
Nachtmahlzeit:	Reiswaffel	

Übergang Aufbaukost – Dauerkost

Beginnen Sie, Rezepte (Seite 109), die Ihnen bekömmlich erscheinen, mit den Speisen der Aufbaukost zu kombinieren.

- Achten Sie besonders auf richtiges Essverhalten (Seite 27).
- Die Ernährung sollte jetzt vollwertiger werden. Achten Sie darauf, dass Sie gemischte Kost verzehren.
- Beachten Sie die Regeln vernünftiger Ernährung (Seite 35).
- Berücksichtigen Sie individuelle Unverträglichkeiten oder Abneigungen gegen die eine oder andere Speise.

Es kann unter Speisen oder Nahrungsmitteln, die erfahrungsgemäß nie oder selten Beschwerden auslösen, gewählt werden:

Getränke:

- Kräutertee, Milch oder Sojamilch, Sauermilch, Buttermilch, Malzkaffee, Ovomaltine, schwach angerührter Kakao, Karottensaft, schwach gesüßte oder verdünnte Säfte der Baby- und Kleinkinderkost, kohlensäurefreie Mineralwässer

Gemüse:

- Karotten, Spinat, Kürbis, junge Fisolen/Bohnen, Zucchini, Fenchel, grüner Salat, Roter-Rüben-Salat, Selleriesalat, tiefgekühlte Erbsen, Karottensaft, Gemüsespeisen und -säfte der Baby- und Kleinkinderkost
- Kartoffeln: nur frisch zubereitet, Kartoffelpüree, Kartoffelschnee, Petersilienkartoffeln, Prinzesskartoffeln, Kartoffelauflauf

Obst:

- Für den Rohgenuss geeignet sind Bananen, Himbeeren (auch tiefgekühlt), Melone; säurearme, gut gekaute, eventuell geschabte Äpfel oder Birnen; schwach gesüßtes Kompott oder Mus von Äpfeln, Birnen, Pfirsichen, Kirschen, Trinkfrucht oder Säfte der Baby- und Kleinkinderkost.
- Vermeiden Sie allzu saures Obst wie Kiwis oder Zitrusfrüchte.

Fisch:

- gedünstete, leicht angebratene oder in Brat- oder Aluminiumfolie zubereitete Fischspeisen: Forelle, Zander, Hecht, Dorsch, Scholle, Kabeljau, Seelachs, tiefgekühltes Fischfilet

Milch und Milchprodukte:

- Topfen, Gervais, Philadelphia, Cottage Cheese, milder Schmelzkäse, milder Hartkäse wie Edamer Käse, Butter- oder Goudakäse.
  - Die Verträglichkeit von Milch ist sehr unterschiedlich. Am besten verträglich sind: Bifidus, Joghurt, Buttermilch, gekochte süße Milch, oder Molkegetränke.
  - Pudding
  - warme, leicht gesüßte Milchspeisen

Fleisch:

- gekochte, gedünstete, in Brat- oder Aluminiumfolie zubereitete Fleischspeisen, Faschiertes:
  - Huhn oder Pute , Kalbfleisch, gut abgelegenes Rindfleisch
- magerer, milder Schinken; milde, fettarme Wurstwaren
- milde, fettarme Rind- oder Hühnersuppe mit Einlage

Brot und Backwaren:

- Cerealien, Zwieback; leicht geröstetes, getoastetes Brot; alle nicht mehr ganz frischen Brotsorten (Ausnahme: grobes, feuchtes Vollkornbrot), Reis, Teigwaren, Nockerln, mürbes Käsegebäck, lockere Knödel
- Mehlspeisen: schwach gesüßte, lockere Mehlspeisen (ohne Nüsse, mit wenig Schokolade), Biskuit, Aufläufe (Reis- oder Grießauflauf), gerührte Teige (z. B. Marmorkuchen), weiche abgelegene Mürbteige (z. B. mürbe Kekse), Blätterteig.

Eier:

- als Legierung in Suppe oder Milchspeise, weiches Ei, diätetische Eierspeise oder andere Eierspeisen, verkocht zu Pudding, Auflauf, Mehlspeisen

Fette:

- mäßige bis normale Mengen Butter, gute Margarine, hochqualitative Speiseöle (Rapsöl, Maiskeimöl, Olivenöl).

Gewürze:

- Salz, Kräutersalz, alle Küchenkräuter, Kümmel, Anis, Zimt, Gewürznelken, Essig, Zitronensaft. Die Speisen sollten mäßig gewürzt und vor allem nicht zu sauer oder zu süß sein.

BEISPIELE FÜR TAGESKOSTPLÄNE DER AUFBAUKOST

1. Tag

1. Frühstück:	Milch oder Kräutertee	
	Altbackenes Kipferl, Butter	
2. Frühstück:	Zwieback, Karottensaft	
Mittagessen:	Eingemachtes Kalbfleisch	(Seite 96)
	Reis	
Jause:	Toastbrot, milder Topfenaufstrich	
Abendessen:	Grießpudding	(Seite 104)
	Apfelkompott	(Seite 67)
Nachtmahlzeit:	Zwieback	

2. Tag

1. Frühstück:	Malzkaffee	
	altbackenes Grahamweckerl mit Gervais	
2. Frühstück:	Zwieback, Kräutertee	
Mittagessen:	Pochiertes Ei	(Seite 81)
	Spinat	(Seite 103)
	Kartoffelpüree	(Seite 66)
Jause:	Joghurt	
Abendessen:	Gemüsecremesuppe	(Seite 69–73)
	Toastbrot	
	Gekochter Salat	
Nachtmahlzeit:	Zwieback	

3. Tag

1. Frühstück:	Tee	
	Mürbes Weckerl, Gervais und Schinken	
2. Frühstück:	Biskotten, Banane	
Mittagessen:	Fenchelcremesuppe	(Seite 72)
	Schollenfilet	(Seite 93)
	Gedünsteter Reis	
Jause:	Kekse	
Abendessen:	Tee	
	Milchreis	(Seite 66)
	Apfelkompott	(Seite 67)
Nachtmahlzeit:	Zwieback	

Dauerkost

Rezepte ab Seite 109

- Vermeiden von Nahrungsmitteln, die häufig Probleme verursachen (Seite 28)
- Regeln für richtiges Essverhalten beachten (Seite 27)
- Ernährungszusammenstellung nach den Regeln der leichten Vollkost (Seite 35–37)

BEISPIELE FÜR TAGESKOSTPLÄNE DER DAUERKOST

1. Tag

1. Frühstück:	Milch	
	Grahamweckerl	
	Butter	
	Kümmeltopfen	(Seite 79)
2. Frühstück:	Säurearmer, mürber Apfel	
	Kräutertee	
Mittagessen:	Karottencremesuppe	(Seite 73)
	Kräuternudeln	(Seite 89)
	Apfelkompott	(Seite 67)

Jause:	Biskuit, Kräutertee	(Seite 107)
Abendessen:	Kartoffelcremesuppe	(Seite 70)
	Brot mit Schmelzkäse	
Nachtmahlzeit:	Zwieback, Milch	

2. Tag

1. Frühstück:	Kräutertee	
	Kipferl/Hörnchen, Butter	
	1 weiches Ei	
2. Frühstück:	Bananenfrappé	
Mittagessen:	Folienfisch mild	(Seite 93)
	Kartoffel-Karotten-Püree	(Seite 99)
	Vogerlsalat	
Jause:	Milchkaffee	
	Kipferl/Hörnchen	
Abendessen:	Gemüsecremesuppe	(Seite 69–73)
	Schinkenkäsetoast	
Nachtmahlzeit:	Zwieback	
	Milch	

3. Tag

1. Frühstück:	Kakao	
	Knäckebrot	
	Butter, Streichkäse	
2. Frühstück:	Bifidus; eine reife, säurearme Birne	
Mittagessen:	Karfiolauflauf mild	(Seite 91)
	Häuptelsalat	(Seite 133)
	Apfelmus	(Seite 63)
Jause:	Kekse	
Abendessen:	Tee	
	Hühnersuppe	(Seite 64)
	Grahamweckerl, Butter, Schinken	
Nachtmahlzeit:	Zwieback	
	Milch	

4. Tag

1. Frühstück:	Heller Schwarztee	
	Schwarzbrot	
	Butter, Edamer Käse	
2. Frühstück:	Kekse	
	Apfelkompott	(Seite 67)
Mittagessen:	Kartoffellaibchen mit Käse	(Seite 90)
	Gekochter Karottensalat	(Seite 134)
	Joghurt	
Jause:	Kräutertee	
	Biskuit	
Abendessen:	Cremesuppe	(Seite 69–73)
	Weißbrot	
Nachtmahlzeit:	Zwieback, Tee	

5. Tag

1. Frühstück:	Pfefferminztee	
	Käsetoast	(Seite 84)
2. Frühstück:	Banane	
Mittagessen:	Zucchini-Hähnchen-Risotto	(Seite 95)
	Bananen-Birnen-Salat	(Seite 105)
Jause:	Buttermilch	
	Grahamweckerl	
Abendessen:	Schafkäseecken	(Seite 85)
	Kräutertee	
Nachtmahlzeit:	Zwieback	

6. Tag

1. Frühstück:	Ovomaltine	
	Weißbrot	
	Butter, Schinken	
2. Frühstück:	Kräutertee	
	Kekse	

Mittagessen:	Gekochtes Rindfleisch	(Seite 97)
	Cremespinat	
	Petersilienkartoffeln	(Seite 100)
	Birnenkompott	(Seite 67)
Jause:	Schokoladenpudding	(Seite 107)
Abendessen:	Zucchini mit Rührei	(Seite 85)
	Getoastetes Weißbrot	
Nachtmahlzeit:	Zwieback	

7. Tag

1. Frühstück:	Milch	
	Kipferl, Butter	
	Gervais	
2. Frühstück:	Melone, Biskotten	
Mittagessen:	Frittatensuppe	(Seite 75)
	Spinatnocken	(Seite 89)
	Roter Rübensalat	(Seite 134)
Jause:	Fruchtsaft	
	Kekse	
Abendessen:	Grahamweckerl, Butter	
	Schinken	
	Weintrauben	
Nachtmahlzeit:	Zwieback, Kräutertee	

8. Tag

1. Frühstück:	Heller Schwarztee	
	Brioche	
2. Frühstück:	Karottensaft	
	Schinkenbrot	
Mittagessen:	Hühnerragout mit Reis	(Seite 96)
	Gemischter Salat	
Jause:	Obstschaum	(Seite 77)
Abendessen:	Kartoffelcremesuppe	(Seite 70)
	Birnen-Käse-Salat	(Seite 78)
Nachtmahlzeit:	Zwieback	

9. Tag

1. Frühstück:	Kräutertee	
	Knäckebrot, Butter	
	Butterkäse	
2. Frühstück:	Tee, Biskuit	
Mittagessen:	Folienfisch, Variationen	(Seite 95)
	Reis	
Jause:	Buttermilch	
Abendessen:	Avocadoaufstrich	(Seite 80)
	Vollkornbrot	
Nachtmahlzeit:	Zwieback	

10. Tag

1. Frühstück:	Milch	
	Grahamweckerl	
	Butter	
	Schinkentopfen	(Seite 79)
2. Frühstück:	Apfelmus	
Mittagessen:	Nudelauflauf	(Seite 116)
	Sellerie-Kartoffel-Salat	(Seite 98)
	Melonensalat	(Seite 79)
Jause:	Heller Schwarztee	
	Brioche	
Abendessen:	Gurkensuppe	(Seite 73)
	Vollkornbrot mit Topfenaufstrich	
Nachtmahlzeit:	Zwieback	

TEEPAUSE

TEE

Die unten genannten Teesorten können Sie direkt über Ihre Apotheke oder ein Reformhaus beziehen. Sie können die Sorten abwechseln oder bei Ihrer bevorzugten Sorte bleiben. Selbstverständlich sind diese Teesorten weit über die Teepause hinweg uneingeschränkt für Sie empfehlenswert.

FENCHELTEE

1–3 TL Fenchelsamen mit etwa 1 l kochendem Wasser übergießen, zudecken und nach 10 Min. abseihen. Mehrere Tassen täglich trinken.

KAMILLENBLÜTENTEE

1 EL Kamillenblüten pro Tasse Tee mit entsprechender Menge kochendem Wasser übergießen, zudecken und nach 10 Min. abseihen. Mehrere Tassen täglich trinken.

KÄSEPAPPELTEE

1 TL Käsepappelblätter pro Tasse Tee mit entsprechender Menge kochendem Wasser übergießen, zudecken und nach 10 Min. abseihen. Mehrere Tassen täglich trinken.

RINGELBLUMENTEE

1–2 TL Ringelblumenblüten mit ½ l kochendem Wasser übergießen, zudecken und nach 10 Min. abseihen. Mehrere Tassen täglich trinken.

MAGENTEEMISCHUNG

Bestehend aus: Malvenblatt, Malvenblüten, Ringelblumenblüten, Eibischwurzel und Süßholzwurzel. 1 gehäuften TL pro Tasse Tee mit entsprechender Menge kochendem Wasser übergießen, zudecken und nach 10 Min. abseihen. Mehrere Tassen täglich trinken.

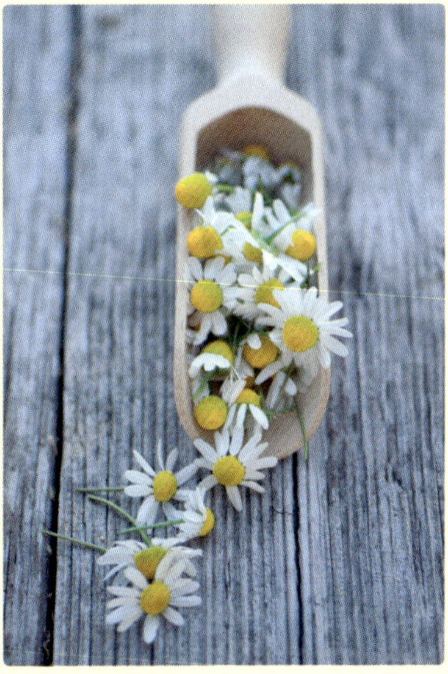

SUPPEN

SCHLEIMSUPPE AUS REIS

Zutaten für 4 Portionen:

- 8 EL Reis
- 1 l Wasser oder milde Brühe
- 1–2 EL Kochfett
- ev. Salz

Zubereitung:
Den Reis mit kaltem Wasser oder Brühe 1 ½ Std. lang auf kleiner Flamme kochen. Ab und zu kaltes Wasser nachgießen. Gelegentlich umrühren und mit dem Schneebesen die Reiskörner etwas zerschlagen. Die Suppe durch ein Sieb streichen, mit Wasser zur gewünschten Konsistenz bringen, noch einmal aufkochen, eventuell mit Salz nachwürzen und mit Butter oder Margarine abschmecken.

TIPP für die Aufbaukost: Sie können in diese Suppe zum Schluss mit dem Schneebesen ein Eigelb einrühren.

SCHLEIMSUPPE AUS HAFERFLOCKEN

Zutaten für 2 Portionen:

- 2 EL Hafer- oder Schmelzflocken
- ½ l Wasser oder milde Gemüse- oder Hühnerbrühe
- Salz bei Bedarf
- 1 EL Kochfett

Zubereitung:
Die Haferflocken mit kaltem Wasser oder Brühe zustellen und 1 Std. lang auf kleiner Flamme kochen. Die Suppe leicht durch ein Sieb streichen, mit Wasser zur gewünschten Konsistenz bringen, noch einmal aufkochen und mit Salz und Butter abschmecken. Diese Suppe eignet sich hervorragend für die erste Nahrungsaufnahme in der späten Teepause.

TIPP für die Aufbaukost: Schleimsuppen können durch die Zugabe von gekochten Karotten, Zucchini oder Spinat und anschließendes Pürieren erweitert werden. Diese Zutaten verleihen der Suppe eine ansprechende Farbe.

REIS-CONGEE (CHINESISCHER REISBREI – ALTES TRADITIONELLES REZEPT)

Zutaten für 3–4 Portionen:

- 100 g Vollkornreis oder weißer Reis
- 1 l Wasser
- Salz

Zubereitung:
Den Reis mit kaltem Wasser aufgießen und in einem weiten hohen Topf (beim Kochen schäumt der Reis, im kleinen Topf würde es überkochen) mit gut verschließbarem Deckel 3–4 Std. lang mild kochen. Bei Bedarf immer wieder mit Wasser aufgießen und zum Schluss leicht salzen. Das Reis-Congee kann für 3–4 Tage vorgekocht werden.

► ***WISSEN:** Das Rezept entstammt der alten chinesischen Medizin, gehört zu der bekömmlichsten Speise der Welt und hat eine wunderbar heilende, entlastende Wirkung auf Magen und Darm. Diese Breisuppe kann über den Tag verteilt gut warm verzehrt werden und eignet sich wunderbar für die Teepause.*

REIS-CONGEE MIT KAROTTEN UND FENCHEL

Zutaten für 3–4 Portionen:

- 100 g Vollkornreis oder weißer Reis
- 1 l Wasser
- 1 Karotte
- ½ Fenchelknolle
- Salz

Zubereitung:
Der noch kalten Reis-Wasser-Mischung klein geschnittene Karotten und Fenchelstücke beimengen und alles 3–4 Std. lang bei geschlossenem Deckel mild kochen. Bei Bedarf immer wieder mit Wasser aufgießen und zum Schluss leicht salzen.

HAFERFLOCKENSUPPE

Zutaten für 1 Portion:

- 2 EL Haferflocken
- 1–2 EL Kochfett
- Salz
- Petersilie
- evtl. 1 Eigelb
- evtl. 2 TL Sahne

Zubereitung:
Die Haferflocken bzw. das Hafermark in Kochfett hell anlaufen lassen, mit Brühe aufgießen und weich kochen (etwa 10 Min. lang), würzen und mit gehackter Petersilie servieren.

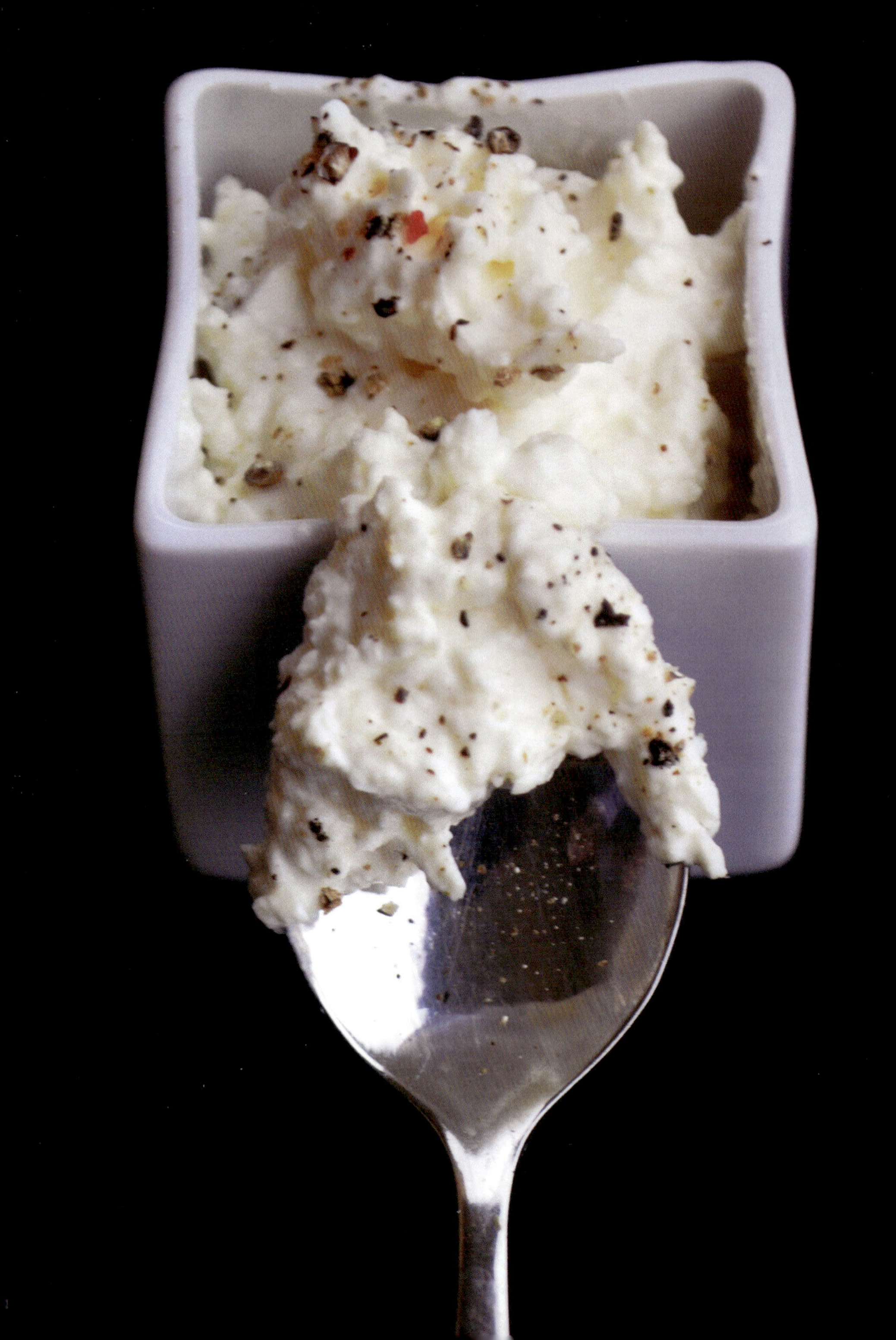

MILDE GRIESSSUPPE

Zutaten für 2 Portionen:

- 4 EL Grieß (Weizen oder Dinkel)
- 2 EL Butter
- ½ l Gemüse- oder Fleischbrühe
- Petersilie

Zubereitung:
Den Grieß in Kochfett hell anlaufen lassen, mit Brühe aufgießen und weich kochen (etwa 10 Min. lang). Abschließend würzen und mit gehackter Petersilie servieren.

KLEINE KALTE UND WARME SPEISEN

APFELMUS I

Zutaten für 1 Portion:

- 100 g mürbe Äpfel
- 1 EL Butter
- 1 TL Zucker
- evtl. etwas Zitronensaft
- etwas Wasser

Zubereitung:
Den Zucker in der Butter hell anschwitzen lassen. Die geschälten Apfelspalten, etwas Wasser und Zitronensaft hinzufügen und bis zum Zerfallen dünsten. Die Apfelstücke eventuell mit einer Gabel noch zusätzlich zerkleinern oder mit dem Pürierstab pürieren.

APFELMUS II

Zutaten für 1 Portion:

- ½ kg Äpfel
- ⅛ l Wasser
- Zucker oder Honig
- Zimt

Zubereitung:
Die Äpfel schälen, entkernen und klein schneiden. In ⅛ l Wasser weich kochen und pürieren, mit Zucker oder Honig sowie Zimt abschmecken.

TOPFEN-KÄSE-AUFSTRICH

Zutaten für 1 Portion:

- 250 g (1 Becher) Topfen
- 80 g Edamer Käse oder Goudakäse
- 2 EL Sauerrahm
- ev. Salz

Zubereitung:
Den Topfen mit dem Sauerrahm und dem fein geriebenen Käse verrühren und bei Bedarf salzen.

ÜBERGANG TEEPAUSE – AUFBAUKOST

SUPPEN

KÜMMELSUPPE

Zutaten für 1 Portion:

- 2 EL Mehl
- 1–2 EL Kochfett
- 2 TL Kümmel (evtl. gemahlen)
- Salz
- evtl. leicht geröstete Semmelwürfel

Zubereitung:
Das Mehl und den Kümmel in dem geschmolzenen Kochfett hell anlaufen lassen, mit Wasser aufgießen, die Suppe gut verkochen und salzen. Geröstete Semmelwürfel können als Suppeneinlage gereicht werden.

KLASSISCHE HÜHNERSUPPE

Zutaten für 4 Portionen:

- 1 Suppenhuhn (ganz)
- 1–2 Stk. Suppengrün (Karotten, Sellerie, Petersilie)
- evtl. 1 Stück frischer Ingwer (fingergroß)
- evtl. 2 Lorbeerblätter
- Salz

Zubereitung:
Den Ingwer schälen und in Scheiben schneiden. Das Gemüse putzen und in mundgerechte Stücke schneiden. Das ganze Huhn mit allen Zutaten in einen ausreichend großen Topf schichten und mit Wasser aufgießen, bis das Huhn reichlich bedeckt ist. Auf mittlerer Flamme gut 1½ Std. lang kochen. Mit Salz abschmecken.
Für die Teepause eignet sich nur die abgeseihte Brühe ohne Fleisch und Gemüse. Für die Aufbaukost oder die Dauerkost das Huhn herausnehmen und das Fleisch sorgfältig von den Knochen lösen und in mundgerechte Stücke schneiden. Das Fleisch zurück in die Suppe geben und servieren.

TIPP: Sie können Suppennudeln oder gekochten Reis als Suppeneinlage dazureichen.

SUPPE MIT EINLAGE AUS WEISSBROTSTREIFEN (PANADELSUPPE)

Zutaten für 2 Portionen:

- 2 Semmeln
- 2 EL Kochfett
- ¾ l Wasser oder milde Brühe
- Salz bei Bedarf
- Muskat
- Kümmel
- evtl. Petersilie
- evtl. 1 Eigelb
- evtl. 2 TL Sahne

Zubereitung:

Die altbackene Semmel kurz in Wasser einweichen. Salz, Kümmel und Wasser zum Kochen bringen, die ausgedrückten Semmelstücke dazugeben und unter Umrühren gut verkochen. Die Suppe passieren, würzen und noch einmal aufkochen.

In der Aufbaukostphase kann die Suppe auch mit Sahne und Eigelb oder nur mit Sahne legiert werden. Anschließend ev. Petersilie darüberstreuen.

GEMÜSEBRÜHE

Zutaten für 2 Portionen:

- 3 Karotten (fein geraspelt)
- ½ l Gemüsebrühe
- 2 Toastbrotscheiben (im Ofen gebacken)
- 25 g geriebener Käse

Zubereitung:

Die Gemüsebrühe mit den geriebenen Karotten etwa 5 Min. lang garen, im Suppenteller die geviertelten Toastbrotscheiben anrichten, mit Käse bestreuen und mit Suppe übergießen.

GRIESSNOCKERLN

Zutaten für 5 Portionen:

- 1 Ei
- 3–4 EL Kochfett
- 100 g Grieß
- Salz
- Muskat
- Petersilie

Zubereitung:

Ei, Kochfett, Grieß, Salz, Muskat und die gehackte Petersilie gut verrühren. Die Masse ½ Std. lang rasten lassen. Kleine Nockerln formen und in eine leicht kochende Suppe legen. Zugedeckt 10 Min. lang leicht kochen und 20 Min. lang in der Suppe ziehen lassen.

BISKUITSCHÖBERL

Zutaten für 2 Portionen:

- 1 Ei
- 2 EL Mehl
- Salz

Zubereitung:
Das Eiweiß zu einem steifen Schnee schlagen. Anschließend Eigelb, Mehl und Salz unterziehen. Die Schöberlmasse in eine befettete, bemehlte Form geben und backen. In Rhomben geschnitten servieren.

KLEINE KALTE UND WARME SPEISEN

MILCHREIS

Zutaten für 1 Portion:

- ½ Milch
- 40 g (ca. 4–5 EL) Reis
- 1–2 EL Zucker
- evtl. Butter
- evtl. Zimt
- evtl. Kakao
- evtl. Schokolade

Zubereitung:
Die Milch mit dem Reis zum Kochen bringen und auf kleiner Flamme so lange kochen, bis der Reis weich ist. Wird der Milchreis zu dick, Milch nachgießen. Süßen und noch 2 Min. lang kochen. Der Milchreis kann mit Butter oder mit Kakao und Zucker oder mit Zimt und Zucker serviert werden.

KARTOFFELPÜREE

Zutaten für 2 Portionen:

- 3–4 große, mehlig kochende Kartoffeln
- Milch
- Butter
- Salz
- Petersilie

Zubereitung:
Die Kartoffeln schälen und in gesalzenem Wasser gar kochen. Das Wasser abgießen und die Kartoffeln zerquetschen (z.B. mit einem Püreestampfer). Nach und nach die Milch hinzufügen und 1 großen EL Butter daruntermischen. Abschmecken und mit der Milch bis zur gewünschten Konsistenz verrühren. Abschließend Petersilie darüberstreuen.

MILCHGRIESS

Zutaten für 1 Portion:

½ l Milch
3–4 EL Grieß
1–2 EL Zucker
evtl. Butter oder Zimt
ev. Zitronenschale
ev. Kakao

Zubereitung:
Die Milch zum Kochen bringen, den Grieß einlaufen lassen, 8 Min. lang kochen, süßen und weitere 2 Min. lang kochen. Der Milchgrieß kann abschließend mit etwas Butter oder Zimt und Zucker oder Kakao und Zucker oder mit geriebener Zitronenschale bestreut werden.

APFELKOMPOTT

Zutaten für 4 Portionen:

500 g Äpfel
½ l Wasser
Schale von einer ½ Zitrone
2 EL Zucker
1 Zimtstange
2 Gewürznelken

Zubereitung:
Die Äpfel schälen, entkernen und nach Wunsch zerkleinern. Mit Wasser und den Gewürzen aufkochen und weich dünsten (5 Min. lang). Abkühlen lassen und servieren.

BIRNENKOMPOTT

Zutaten für 4 Portionen:

500 g Birnen
½ l Wasser
1 Zimtstange
Rosinen
1 Nelke
etwas Honig

Zubereitung:
Die Birnen vierteln, schälen, entkernen und in die gewünschte Größe schneiden. Mit dem Wasser und den Gewürzen aufkochen und 5 Min. lang garen. Abkühlen und abschmecken.

KARTOFFELSCHNEE

Zutaten für 1 Portion:

200 g Kartoffeln (geschält)
20 g Kochfett
Salz
Petersilie

Zubereitung:
Die ohne Schale gekochten Kartoffeln durch ein Passiersieb auf den angewärmten Portionsteller drücken, mit geschmolzenem Kochfett beträufeln und mit Salz und gehackter Petersilie würzen.

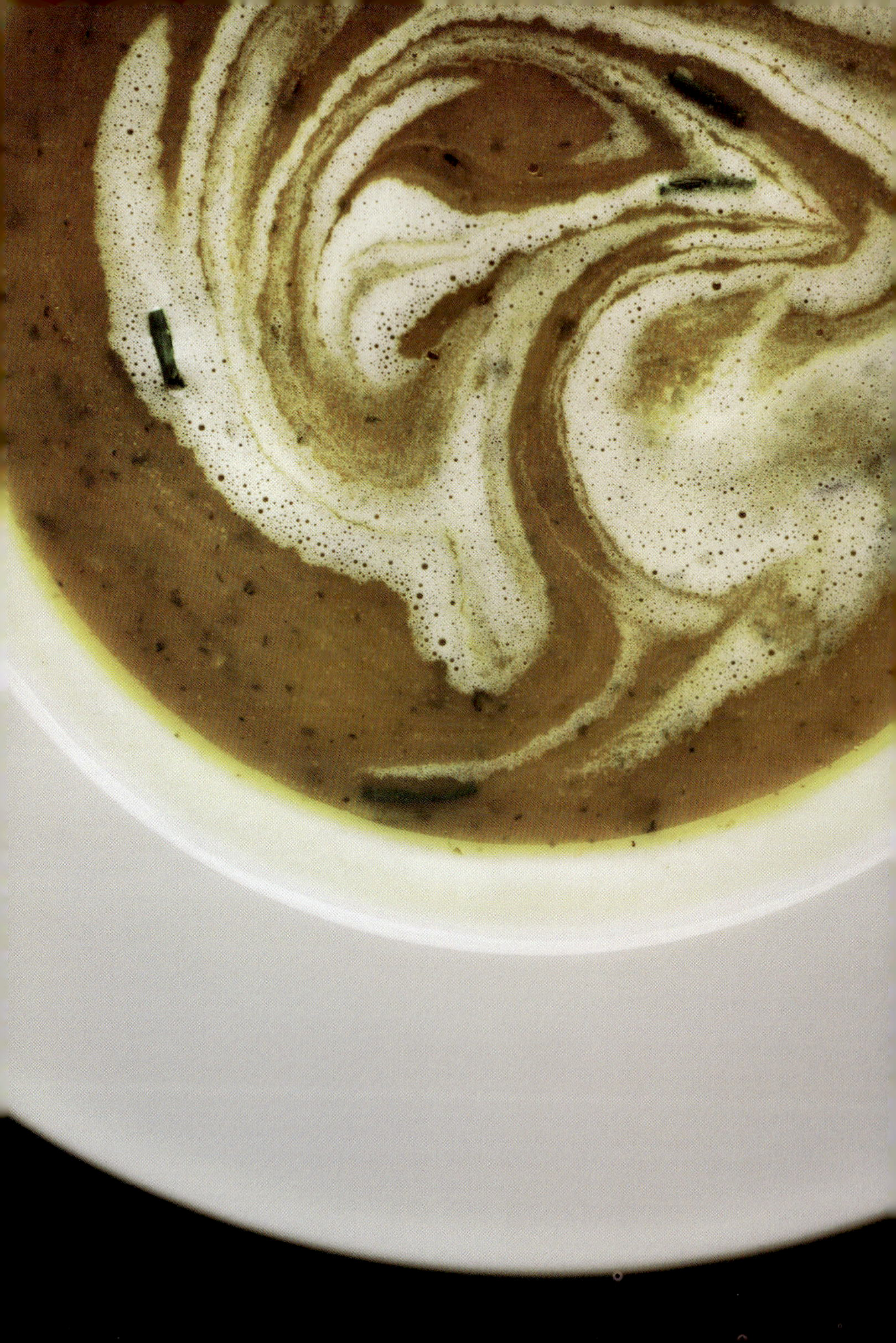

AUFBAUKOST

SUPPEN

GEMÜSECREMESUPPEN

TIPP: Für die Aufbaukost kann die Menge an Obers reduziert und dafür mehr Suppe verwendet werden. Die Suppe wird dann dünner und weniger gehaltvoll. Als Alternative zu Obers oder Crème fraîche können Sie die pflanzliche Crème fine (z. B. Rama) verwenden.

ZUCCHINICREMESUPPE

Zutaten für 4 Portionen:

2 mittlere Zucchini
½ Zwiebel (fein gehackt)
¾ l Gemüse- oder Hühnerbrühe
½ Becher Obers oder Crème fraîche (125 g)
1 EL Kochfett
frischer Thymian
Salz

Zubereitung:
Die Zucchini klein würfeln, die Zwiebel in Kochfett anschwitzen. Zucchini und einige Blätter Thymian hinzufügen und kurz mitbraten. Mit Suppe und Obers aufgießen und gar kochen. Mit einem Pürierstab cremig rühren und abschließend mit Salz abschmecken.

DINKELFLOCKENSUPPE

Zutaten für 2 Portionen:

75 g Dinkelflocken
1–2 EL Kochfett
100 g Kefir
½ l Gemüsebrühe
frische Kräuter

Zubereitung:
Die Dinkelflocken mit Kochfett leicht anrösten und anrichten. Das Kefir und die fein gehackten frischen Kräuter, wie z. B. Kresse oder Petersilie, darüberstreuen und mit heißer Gemüsebrühe übergießen.

KARTOFFELCREMESUPPE

Zutaten für 3–4 Portionen:

- 3 große oder 4 mittlere Kartoffeln
- ½ Zwiebel (fein gehackt)
- ¾ l Gemüse- oder Hühnerbrühe
- ½ Becher (125 g) Obers oder Crème fraîche
- Salz
- Majoran
- 1 EL Kochfett

Zubereitung:

Die Kartoffeln schälen und kleinwürfelig schneiden. Die fein gehackte Zwiebel in Kochfett leicht anschwitzen, die Kartoffeln dazugeben und mitschwitzen lassen. Mit Suppe und Obers aufgießen und weich garen. Mit dem Pürierstab cremig rühren und abschließend mit den Gewürzen abschmecken.

KARFIOLCREMESUPPE

Zutaten für 2 Portionen:

- 300 g Karfiol
- Gemüsebrühe
- 1 EL Kochfett
- 1–2 EL Mehl
- 100 g Obers
- 1 Eigelb
- Petersilie
- evtl. Reibkäse
- evtl. Muskat
- evtl. Salz

Zubereitung:

Den Karfiol in Salzwasser kernweich garen, ein Viertel der Karfiolröschen beiseite geben, den Rest mit einer Einmach pürieren. Eigelb und Obers verrühren und die nicht mehr kochende Suppe damit legieren. Den restlichen Karfiol als Einlage in die Suppe geben. Mit Muskat abschmecken und mit gehackter Petersilie, eventuell auch mit Reibkäse, servieren.

SAURE MILCHSUPPE

Zutaten für 1 Portion:

- 100 g Sauerrahm
- 100 g Wasser
- 20 g Mehl
- Salz
- Kümmel
- evtl. geröstete Semmelwürfel

Zubereitung:

Wasser und Kümmel aufkochen, den mit dem Mehl verrührten Sauerrahm einrühren und gut verkochen, dann salzen. Die Suppe kann auch mit leicht gerösteten Semmelwürfeln serviert werden.

EINTROPFSUPPE

Zutaten für 1 Portion:

- 200 g Suppe
- 3 EL Mehl
- 1 EL Milch
- 1 Ei
- Salz
- Petersilie

Zubereitung:
Ei, Mehl, Milch und Salz werden verrührt und durch ein Nudelsieb oder mithilfe eines Schnabeltopfes in die kochende Suppe eingerührt. Etwa 2 Min. lang kochen. Mit gehackter Petersilie servieren.

KÜRBISCREMESUPPE

Zutaten für 4 Portionen:

- 2 große Hand voll Kürbisfleisch
- ½ Zwiebel (fein gehackt)
- ¾ l Gemüse- oder Hühnerbrühe
- ½ Becher Obers oder Crème fraîche (125 g)
- 1 EL Kochfett
- Salz
- Muskat

Zubereitung:
Den Kürbis kleinwürfelig schneiden, die Zwiebel in Kochfett anschwitzen. Das Kürbisgemüse beimengen, kurz mitbraten und mit Suppe und Obers aufgießen. Weich garen und mit dem Pürierstab cremig rühren. Mit Salz und Muskat gut abschmecken.

KÜRBISCREMESUPPE EXOTISCH

Zutaten für 3–4 Portionen:

- 2 große Hand voll Kürbisfleisch
- ½ Zwiebel (fein gehackt)
- ¾ l Suppe
- 125 g Kokosmilch
- 1 EL Kochfett
- evtl. milder Curry
- evtl. Koriander
- evtl. Salz

Zubereitung:
Den Kürbis klein würfeln, die Zwiebel in Kochfett anschwitzen, das Kürbisgemüse beifügen, kurz mitbraten und mit Suppe und Kokosmilch aufgießen. Weichkochen und mit dem Pürierstab cremig verrühren. Mit Curry, ev. Salz und Koriander fein abschmecken.

TIPP: Diese Suppe eignet sich aufgrund der Gewürze erst in der späten Aufbaukost.

TOMATENCREMESUPPE

Zutaten für 3–4 Portionen:

- 4–5 große, reife Tomaten
- ½ Zwiebel (klein gehackt)
- ¾ l Gemüse- oder Hühnerbrühe
- 1 EL Olivenöl
- ½ Becher Obers oder Crème fraîche (125 g)
- Salz

Zubereitung:
Tomaten mit kochendem Wasser überbrühen, häuten, entkernen und klein schneiden. Zwiebel in Olivenöl anschwitzen, Tomaten dazugeben, mit Suppe und Obers aufgießen und gut durchkochen. Mit dem Pürierstab cremig rühren und abschmecken.

FENCHELCREMESUPPE

Zutaten für 4 Portionen:

- 1 große Knolle Fenchel
- ½ Zwiebel (fein gehackt)
- ¾ l Suppe
- ½ Becher Obers oder Crème fine
- 1 EL Kochfett
- Salz
- Muskat

Zubereitung:
Den Fenchel klein würfeln, das Fenchelgrün aufbewahren. Die Zwiebel in Kochfett anschwitzen. Den Fenchel dazugeben, kurz mitbraten und mit Suppe und Obers aufgießen. Das Gemüse weich kochen und mit dem Pürierstab cremig rühren. Mit Salz und Muskat abschmecken.

SELLERIECREMESUPPE

Zutaten für 4 Portionen:

- ½ große Sellerieknolle
- ½ Zwiebel (fein gehackt)
- ¾ l Suppe
- ½ Becher Obers oder Crème fine
- 1 EL Kochfett
- Salz
- Muskat

Zubereitung:
Den Sellerie schälen und klein würfeln, die Zwiebel in Kochfett anschwitzen. Den Sellerie dazugeben, kurz mitbraten und mit Suppe und Obers aufgießen. Das Gemüse weich kochen und mit dem Pürierstab cremig rühren. Mit Salz und Muskat abschmecken.

KAROTTENCREMESUPPE

Zutaten für 4 Portionen:

- 2–3 große Karotten
- ½ Zwiebel (fein gehackt)
- ¾ l Suppe
- ½ Becher Obers oder Crème fine
- 1 EL Kochfett
- Salz
- ½ TL Zucker
- evtl. frischer Ingwer (daumengroß)

Zubereitung:

Karotten schälen und klein würfeln, Zwiebel in Kochfett anschwitzen, Karotten hinzufügen und mit dem Zucker kurz anbraten. Den geschälten, geriebenen Ingwer dazugeben und mit Suppe und Obers aufgießen. Die Karotten weich kochen und mit dem Pürierstab cremig rühren.

HEISSE GURKENSUPPE

Zutaten für 1 Portion:

- 150 g Gurken
- ⅛ l Wasser oder Brühe
- 40 g Sahnejoghurt/Sauerrahm
- Salz
- frische Kräuter, wie z. B. Dill
- 1 EL Mehl
- 1 EL Kochfett
- Kümmel

Zubereitung:

Die Gurken grob reißen. Sahnejoghurt/Sauerrahm versprudeln, salzen und die gehackten Kräuter beimengen. Eine helle Einbrennsuppe aus Mehl, Kochfett, Kümmel und der Brühe zubereiten, die Gurken untermischen und die Joghurtmischung einrühren. Abschließend noch einmal aufkochen.

HÜHNEREINMACHSUPPE

Zutaten für 2 Portionen:

1 Hühnerbrustfilet
1 EL Mehl
1 EL Kochfett
Wurzelgemüse
Zwiebel
optional 1 EL Sahne
Salz
Muskat
Petersilie

Zubereitung:
Das Huhn mit Wurzelgemüse, Zwiebel und Salz in Wasser weich kochen. Das Filet mundgerecht schneiden. Eine helle Einmach aus Mehl und Kochfett mit dem Hühnerkochwasser aufgießen und mit dem Hühnerfleisch gut verkochen. Mit Salz, Muskat und gehackter Petersilie würzen.

TIPP: Die Suppe kann mit Sahne legiert werden. Zur Suppe passen auch Suppennudeln als Einlage.

KALBSEINMACHSUPPE

Zutaten für 1 Portion:

100 g Kalbfleisch
1 EL Mehl
1 EL Kochfett
Wurzelgemüse
Zwiebel
1 EL Sahne
Salz
Muskat
Petersilie

Zubereitung:
Das Kalbfleisch mit Wurzelgemüse, Zwiebel und Salz im Wasser weich kochen. Das Fleisch mundgerecht schneiden. Eine helle Einmach aus Mehl und Kochfett zubereiten und mit der Kalbsuppe aufgießen. Das Fleisch dazugeben und alles gut verkochen. Abschließend mit Salz, Muskat und gehackter Petersilie würzen.

TIPP: Die Suppe kann mit Sahne legiert werden. Zur Suppe passen auch Suppennudeln als Einlage.

SUPPENEINLAGEN FÜR MILDE, EHER FETTARME HÜHNER-, GEMÜSE- ODER RINDSUPPEN

FRITTATEN

Zutaten für 4 Portionen:

- 2 Eier
- 6 EL glattes Mehl
- 1/8 l Milch
- 1 TL Salz
- Öl zum Herausbacken

Zubereitung:
Eier, Milch, Mehl und Salz glatt rühren. In einer flachen Pfanne Öl erhitzen und den Teig dünn einfließen lassen. Beidseitig goldbraun backen. So lange wiederholen, bis der gesamte Teig verbraucht ist. Den Teig erkalten lassen und in dünne Streifen schneiden. Die Frittaten in die Suppe geben, mit Schnittlauch bestreuen und sofort servieren.

GOLDWÜRFEL

Zutaten für 2 Portionen:

- 1 Semmel
- 1 Ei
- Salz
- Kochfett

Zubereitung:
Salz und Ei mit einer Gabel verrühren. Die in Scheiben geschnittene, altbackene Semmel in die Eimasse legen und ansaugen lassen. Die Semmelscheiben auf ein befettetes Backblech legen und goldgelb backen. In Würfel schneiden.

KÄSESCHNITTEN

Zutaten für 2 Portionen:

- 1 Semmel
- 30 g Edamer Käse
- 2 EL Kochfett
- 1 Eigelb
- Salz
- Muskat

Zubereitung:
Eigelb, den geriebenen Käse, Kochfett und die Gewürze verrühren. Die Käsemasse auf Semmelscheiben streichen und im Backrohr backen. In Streifen geschnitten als Suppeneinlage reichen.

SCHINKENSCHÖBERL

Zutaten für 2 Portionen:

- 2 EL Kochfett
- 1 Ei
- 1 Semmel
- 20 g Schinken
- Salz

Zubereitung:
Unter den Abtrieb von Kochfett und Eigelb mengt man die eingeweichte, ausgedrückte, passierte Semmel, den klein gehackten Schinken, Salz und Eischnee. Die Schöberlmasse in einer befetteten Form backen.

GRÜNKERNNOCKERLN

Zutaten für 5 Portionen:

- 100 g fein geschroteter Grünkern (z. B. aus dem Reformhaus)
- 1 Ei
- 3 EL Kochfett
- ¼ l Wasser
- Muskat (gerieben)
- Salz
- Thymian

Zubereitung:
Das Wasser zum Kochen bringen, das Kochfett und den Grünkernschrot einrühren. Die Hitze reduzieren und so lange rühren, bis sich die Masse als glatter Kloß vom Boden des Topfes löst. Abkühlen lassen und das Ei untermengen. Gewürze unter die abgekühlte Masse mischen. Mit einem Löffel Nockerln ausstechen und in einer Brühe ca. 20 Min. lang ziehen lassen.

KLEINE SPEISEN

APFEL-CHICORÉE-ROHKOST

Zutaten für 2 Portionen:

- 200 g mürbe, abgelegene Äpfel
- 100 g Chicorée
- Zitronensaft
- 1 EL Sahne
- 1 EL Joghurt

Zubereitung:
Die geschälten Äpfel dünnblättrig, den Chicorée feinstreifig schneiden, miteinander vermengen und mit reichlich Zitronensaft marinieren. Den Salat anrichten. Je 1 EL Sahne und Joghurt darüberträufeln.

APFELREIS

Zutaten für 1 Portion:

- 75 g Reis
- 100 g mürbe, abgelegene Apfel
- 1 EL Kochfett
- 1 TL Zucker
- Salz
- Zimt
- Zucker
- ¼ l Wasser
- evtl. Zitronensaft

Zubereitung:
Den Reis in leicht gesalzenem, kochendem Wasser einkochen und kernweich dünsten. Kochfett und Zucker etwas anlaufen lassen. Die geschälten, würfelig geschnittenen Äpfel hinzufügen und im eigenen Saft, eventuell mit 2 EL Wasser, kernweich dünsten. Die Äpfel unter den Reis heben, noch einmal erwärmen, zugedeckt ausdünsten lassen und mit Zimt und Zucker servieren. Nach Wunsch mit Zitronensaft beträufeln.

OBSTSCHAUM

Zutaten für 2 Portionen:

- 1 Eiweiß
- 2 EL Zucker
- 100 g Fruchtmus (z. B. von Hipp)

Zubereitung:
Eiweiß und Zucker steif aufschlagen, das Fruchtmus unterheben.

GEMÜSESALAT

Zutaten für 2 Portionen:

- 200 g Wurzelgemüse
- 100 g Lauch
- Salz
- 3 EL Öl
- Kräuter nach Wunsch
- Zucker
- evtl. etwas Essig

Zubereitung:
Das klein geschnittene Wurzelgemüse in Salzwasser dünsten, den Lauch in Salzwasser garen und klein schneiden. Das Gemüse vermengen und mit den angegebenen Zutaten marinieren.

BIRNEN-KÄSE-SALAT

Zutaten für 1–2 Portionen:

- 100 g Edamer Käse
- 100 g mürbe, abgelegene Birnen
- Zitronensaft
- 2 EL „Jogonaise“ oder fettarme Mayonnaise (mildere Variante: 2 EL Joghurt)
- Muskat
- Salz

Zubereitung:
Käse und Birnen in feine Streifen schneiden, die Birnen mit Zitronensaft beträufeln. Die Streifen miteinander vermengen. Mit der Mayonnaise und den angegebenen Gewürzen vermischen.

KÄSEKEKSE

Zutaten für 2 Portionen:

- 50 g Reibkäse
- 6 EL Kochfett
- 8 EL Mehl
- 2 Eigelb
- Salz

Zubereitung:
Aus Kochfett, Mehl und 1 Eigelb wird ein gut gekneteter Teig zubereitet. Etwas Salz unter den Teig mischen. Diesen messerrückendick ausrollen, daraus Kekse ausstechen oder ausschneiden. Die Kekse mit dem 2. Eigelb bestreichen, mit geriebenem Edamer Käse bestreuen und bei mittlerer Hitze backen.

BROCCOLICREME

Zutaten für 2–3 Portionen:

- 300 g Broccoli (Röschen und Stiele)
- Salz
- Muskat
- 40 g Schmelzkäse

Zubereitung:
Die gegarten Broccolistücke pürieren, würzen, einmal aufkochen, den grob gerissenen Schmelzkäse unterziehen und unter Rühren schmelzen lassen.

MELONENSALAT

Zutaten für 1–2 Portionen:

- 150 g Honigmelone
- 1 TL Honig
- evtl. etwas Limettensaft

Zubereitung:
Das Melonenfruchtfleisch stiftelig oder kleinwürfelig schneiden. Den Honig in 2 EL heißem Wasser auflösen und über die Frucht geben. Evtl. mit einigen Tropfen Limettensaft oder etwas Limettenfruchtfleisch würzen.

SCHINKENTOPFEN

Zutaten für 2–3 Portionen:

- 250 g Topfen
- 2 EL Sauerrahm
- 1 EL weiches Kochfett
- 2–3 Scheiben Schinken
- Salz
- Petersilie oder Schnittlauch

Zubereitung:
Den Topfen mit dem Sauerrahm, dem Kochfett, dem fein gehackten Schinken und den angegebenen Gewürzen vermengen.

KRÄUTERTOPFEN

Zutaten für 2–3 Portionen:

- 250 g (1 Becher) Topfen
- 2 EL Sauerrahm
- 1 EL Kochfett
- Salz
- frische, gemischte Kräuter

Zubereitung:
Den Topfen mit Rahm und Kochfett gründlich mischen und mit den klein geschnittenen Kräutern und Salz abschmecken.

KÜMMELTOPFEN

Zutaten für 2–3 Portionen:

- 250 g (1 Becher) Topfen
- 2 EL Sauerrahm
- 1 EL Kochfett
- 1–2 TL Kümmel
- Salz

Zubereitung:
Die Zutaten gut vermengen und abschmecken.

TOPFEN-KÄSE-AUFSTRICH

Zutaten für 2–3 Portionen:

- 250 g Topfen
- 80 g Edamer Käse oder Goudakäse (fein gerieben)
- 2 EL Sauerrahm
- Salz
- Muskat

Zubereitung:

Die Zutaten gut vermengen und abschmecken.

EI-AUFSTRICH

Zutaten für 2–3 Portionen:

- 3 Eier (hart gekocht)
- 120 g (1/2 Becher) Topfen
- 2 EL Sauerrahm
- 2 EL weiches Kochfett
- Salz
- Muskat
- Petersilie

Zubereitung:

Das Eigelb der hart gekochten Eier mit der Gabel zerdrücken, das Eiweiß fein schneiden. Mit den restlichen Zutaten gut vermengen und abschmecken.

AVOCADOAUFSTRICH

Zutaten für 2 Portionen:

- 1 reife Avocado
- Petersilie (gehackt)
- 2 EL Sauerrahm
- Salz
- evtl. Saft einer Zitrone

Zubereitung:

Das Avocadofruchtfleisch ausschälen und in eine Schüssel geben. Mit den restlichen Zutaten vermengen und fein pürieren.

TIPP: Der Avocadoaufstrich passt zu diversen Broten als Zwischen- oder Abendmahlzeit. Er kann aber auch zu heißen Pellkartoffeln als Hauptgericht gereicht werden.

DIÄTETISCHE EIERSPEISE

Zutaten für 1 Portion:

- 2 Eier
- 2 EL Kochfett
- 1 EL Milch
- Salz
- Petersilie

Zubereitung:
In eine größere Kasserolle (Topf mit Stiel) mit etwas kochendem Wasser wird eine kleinere Kasserolle gestellt (Zubereitung im Wasserbad). In der kleineren Kasserolle das Kochfett schmelzen lassen. Ei, Milch und Salz mit der Gabel verrühren, die Eimasse in die kleinere Kasserolle geben und unter Umrühren stocken lassen. Mit gehackter Petersilie servieren.

POCHIERTE EIER

Zutaten für 1 Portion:

- 2 Eier
- Essig
- Salz

Zubereitung:
Wasser mit etwas Essig und Salz zum Kochen bringen. Die Eier in einen Schöpflöffel schlagen und ins kochende Wasser einlegen. 3 Min. lang kochen lassen.
Das pochierte Ei kann in der beginnenden Aufbaukost mit einem Toastbrot serviert werden. In der Dauerkost kann es auf gemischtem Salat als leichtes Mittag- oder Abendessen gereicht werden.

SCHINKEN MIT EI (DIÄTETISCH)

Zutaten für 1 Portion:

- 70 g Schinken
- 2 Eier
- 2 EL Kochfett
- Salz

Zubereitung:
Ein Wasserbad vorbereiten. Den fein geschnittenen Schinken im Kochfett anlaufen lassen, die Eier über den Schinken schlagen, salzen und stocken lassen. Das Eigelb sollte wie bei einem weichen Ei cremig weich sein.

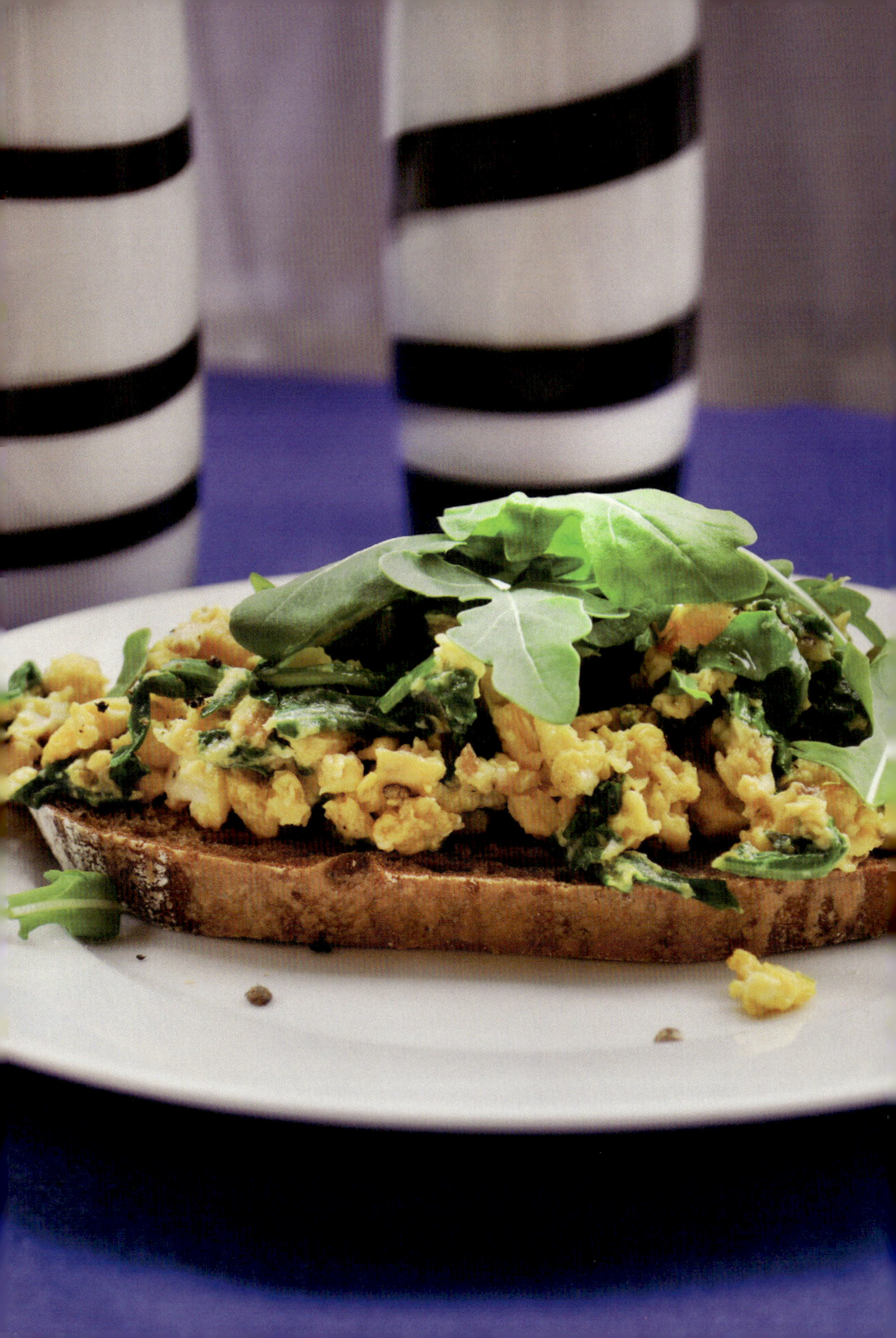

RÜHREI MIT RUCCOLA UND KRÄUTERN

Zutaten für 3 Portionen:

- 1 Hand voll Ruccola (fein geschnitten)
- 3 Eier
- Petersilie
- Oregano
- 1 EL Kochfett
- Salz
- Weißbrot

Zubereitung:
Das Kochfett in einer Pfanne erhitzen und die verquirlten, leicht gesalzenen Eier einrühren, die Kräuter und den Ruccola unterheben und die Eier stocken lassen.
Mit getoastetem Weißbrot servieren.

SCHINKENSOUFFLÉ

Zutaten für 3 Portionen:

- 1/8 l Milch
- 3 EL Kochfett
- 4 EL Mehl
- 2 Eier
- 50 g Schinken
- Salz
- Muskat

Zubereitung:
Das Mehl im Kochfett hell anlaufen lassen, mit Milch aufgießen und gut verkochen (Béchamel). Unter das etwas überkühlte Béchamel den sehr fein geschnittenen oder gehackten Schinken, die Gewürze, das Eigelb und den steif geschlagenen Schnee der zwei Eiweiß ziehen. In einer befetteten, bemehlten Auflaufform backen und gleich servieren.

KÄSESOUFFLÉ

Zutaten für 1 Portionen:

- 1/8 l Milch
- 3 EL Kochfett
- 4 EL Mehl
- 2 Eier
- 50 g Edamer Käse
- Salz
- Muskat

Zubereitung:
Das Mehl im Kochfett hell anlaufen lassen, mit Milch aufgießen und gut verkochen (Béchamel). Unter das etwas überkühlte Béchamel den fein geriebenen Käse, die Gewürze, das Eigelb und den steifgeschlagenen Schnee der zwei Eiweiß ziehen. In einer befetteten, bemehlten Auflaufform backen und gleich anschließend servieren.

KÄSETOAST

Zutaten für 2 Portionen:

- 4 Scheiben Toastbrot
- 3 EL Kochfett
- 50 g Edamer Käse oder Goudakäse
- 1 Ei
- Salz
- Muskat

Zubereitung:

Kochfett, geriebener Käse (das Ei unter die Käsemasse mischen), Salz und Muskat werden verrührt und auf die Toastscheiben gestrichen. Anschließend im heißen Backrohr überbacken.

SCHINKEN-KÄSE-TOAST

Zutaten für 2 Portionen:

- 4 Scheiben Toastbrot
- 3 EL Kochfett
- 50 g Edamer Käse oder Goudakäse
- 1 Ei
- 1 Scheibe Schinken (fein gewürfelt geschnitten)
- Salz
- Muskat

Zubereitung:

Die Zutaten gut verrühren und auf die Toastscheiben streichen. Im heißen Backrohr überbacken.

SCHINKENKIPFERL

Zutaten für 2 Portionen:

- tiefgekühlter Blätterteig
- 100 g magerer Schinken
- Petersilie oder Majoran
- Ei

Zubereitung:

Für die Schinkenfülle den Schinken sehr fein schneiden oder wiegen. Die gehackte Petersilie oder den Majoran beimengen und abschmecken. Aus dem tiefgekühlten Blätterteig Rechtecke von etwa 8 cm Seitenlänge schneiden, diese in der Mitte mit Schinkenfülle belegen, an einer Ecke beginnend leicht einrollen, zu Kipferln formen, mit zerstoßenem (verquirltem) Ei bestreichen und bei guter Hitze backen.

ZUCCHINI MIT RÜHREI

Zutaten für 2 Portionen:

- 1 Zucchini (mittelgroß)
- 4 Eier
- 1 EL Kochfett
- Petersilie oder andere frische Kräuter
- Salz

Zubereitung:

Die dünn in Scheiben geschnittene Zucchini langsam in Kochfett anschwitzen und mit etwas Wasser weich dünsten. Wenn das Wasser verkocht ist, die verquirlten Eier untermischen und rühren, bis das Ei stockt, aber noch saftig ist. Mit Salz abschmecken und mit Kräutern bestreuen.

SCHAFSKÄSEECKEN

Zutaten für 2 Portionen:

- tiefgekühlter Blätterteig
- 150 g milder Schafs- oder Ziegenkäse
- 1 EL Sauerrahm
- Petersilie
- Oregano
- 1 Ei

Zubereitung:

Die Fülle aus dem zerstoßenen Käse, Sauerrahm und den Gewürzen herstellen. Aus dem Blätterteig Quadrate von etwa 8 cm Seitenlänge ausschneiden, in die Mitte mit einem Löffel etwas Füllung geben, zum Dreieck formen und den Rand gut festdrücken. Mit dem verquirlten Ei bestreichen und bei guter Hitze etwa 10 Min. lang backen.

VEGETARISCHE SPEISEN

NUDELAUFLAUF MIT SPINAT

Zutaten für 4 Portionen:

- 450 g Rahmspinat (tiefgekühlt)
- 300 g Spiralnudeln (oder Ähnliches)
- 2 Eier
- 150 g Parmesan (gerieben)
- 1/8 l Milch
- Muskat
- evtl. 1 Knoblauchzehe

Zubereitung:

Den Spinat auftauen lassen, Nudeln entsprechend der Packungsanleitung kochen. Das Backrohr auf 200° C vorheizen. Den Knoblauch fein hacken, mit Spinat und Muskat mischen. Die verquirlten Eier und die Nudeln unter die Masse mischen, dann in einer ofenfesten Form verteilen. Die Milch mit dem Käse pürieren und über die Masse gießen. Ca. 15 Min. lang backen.

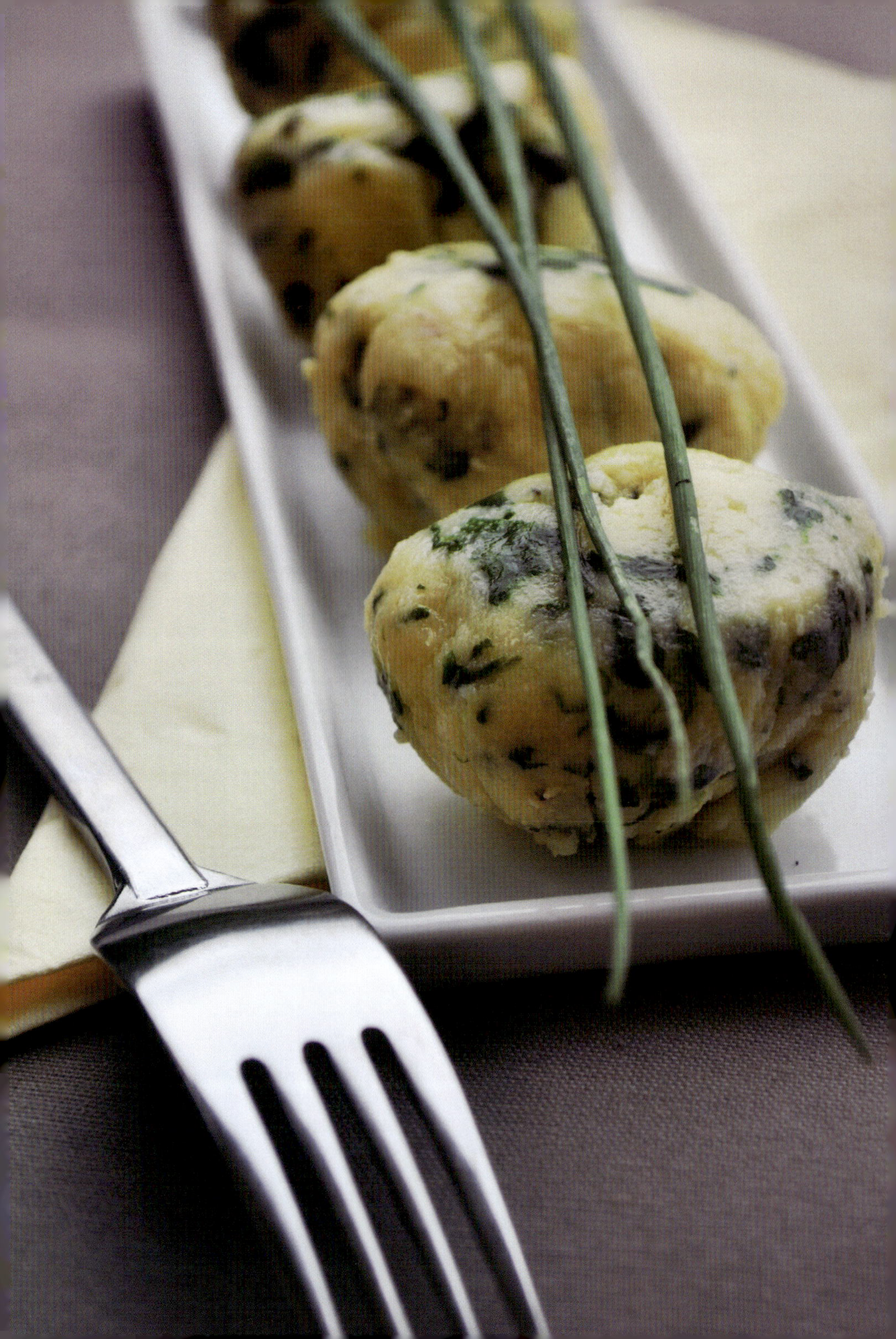

KARTOFFEL-SPINAT-NOCKEN

Zutaten für 2–3 Portionen:

- 300 g mehlige Kartoffeln
- 5 EL Grieß
- 2 Eigelb
- 2 EL Kochfett
- 100 g Spinat
- Salz
- Muskat

Zubereitung:
Aus den gekochten, passierten Kartoffeln, dem Grieß, Eigelb und Kochfett einen Kartoffelteig zubereiten. Den Spinat blanchieren, fein schneiden und mit den Gewürzen unter den Kartoffelteig kneten. Mit einem Löffel Nocken formen und in leicht kochendes Salzwasser einlegen. Etwa 10 Min. lang kochen lassen. Die Nocken zu Gemüse oder Salat servieren.

NUDELAUFLAUF MIT ERBSEN

Zutaten für 4 Portionen:

- 450 g Erbsen (tiefgekühlt)
- 300 g Spiralnudeln (oder Ähnliches)
- 2 Eier
- 150 g Parmesan (gerieben)
- ⅛ l Milch
- Muskat
- evtl. 1 Knoblauchzehe

Zubereitung:
Die Erbsen auftauen lassen, die Nudeln entsprechend der Packungsanleitung kochen. Das Backrohr auf 200° C vorheizen. Den Knoblauch fein hacken, mit Erbsen und Muskat mischen. Die verquirlten Eier und die Nudeln unter die Masse mischen, dann in einer ofenfesten Form verteilen. Die Milch mit dem Käse pürieren und über die Masse gießen. Ca. 15 Min. lang backen.

NUDELAUFLAUF MIT BROCCOLI

Zutaten für 4 Portionen:

- 400 g Broccoliröschen (gar gekocht)
- 300 g Spiralnudeln (oder Ähnliches)
- 2 Eier
- 150 g Parmesan (gerieben)
- ⅛ l Milch
- Muskat
- evtl. 1 Knoblauchzehe

Zubereitung:
Die Nudeln entsprechend der Packungsanleitung kochen. Das Backrohr auf 200° C vorheizen. Den Knoblauch fein hacken, mit Broccoli und Muskat mischen. Die verquirlten Eier und die Nudeln unter die Masse mengen, dann in einer ofenfesten Form verteilen. Die Milch mit dem Käse pürieren und über die Masse gießen. Ca. 15 Min. lang backen.

KAROTTENLASAGNE

Zutaten für 4 Portionen:

1 kg Karotten
4 Tomaten
¼ l Gemüsebrühe
⅛ l Milch
150 g Sauerrahm
250 g Lasagneblätter
100 g geriebener Hartkäse
Salz
evtl. 1 Prise Curry
evtl. 1 Knoblauchzehe

Zubereitung:
Das Backrohr auf 180°C vorheizen. Die Karotten schälen, die Hälfte davon in größere Stücke schneiden und mit Knoblauch und Curry in der Brühe weich kochen. Die restlichen Karotten fein raspeln. Die Tomaten in dünne Scheiben schneiden. Milch und Sauerrahm in die Brühe geben und pürieren, dann abschmecken. Die Auflaufform einfetten, abwechselnd Lasagneblätter, Sauce, Karottenraspeln und die Tomaten einschichten. Mit Karottensauce enden, abschließend mit Käse bestreuen. Ca. 30–40 Min. lang backen.

POLENTA

Zutaten für 4 Portionen:

5 EL Maisgrieß
¼ l Wasser
1 EL Kochfett
Salz

Zubereitung:
Das Wasser und Kochfett zum Kochen bringen und salzen. Den Maisgrieß einlaufen lassen und 10 Min. lang kochen, dabei ab und zu umrühren. Den Maisbrei in eine kalt ausgespülte Schüssel füllen und zugedeckt auskühlen lassen. In dicke Scheiben schneiden und in Kochfett beidseitig anbraten.

TIPP: Polentaschnitten eignen sich hervorragend als Beilage zu Speisen mit Saucen. Die Schnitten können aber auch mit Parmesan bestreut werden und mit einem Salat als Hauptspeise gegessen werden.

SPINATNOCKEN

Zutaten für 4 Portionen:

- 1 Pkg. Kartoffelknödel
- 1 Ei
- 1/4 l Flüssigkeit
- 150 g Blattspinat
- Knoblauch
- Salz
- Muskat
- 2 EL Kochfett

Zubereitung:

Den Blattspinat kernweich dünsten, gut ausdrücken (das Wasser dabei in in einer Schüssel auffangen) und klein hacken. Mit Salz, Muskat und zerdrücktem Knoblauch würzen. Ei und Flüssigkeit (die Restflüssigkeit vom Spinat, ergänzt mit Wasser) verquirlen, eine Kartoffelknödelmasse entsprechend der Packungsanleitung zubereiten. Die Kartoffelmasse mit dem Spinat vermengen, dann etwas ziehen lassen. Aus dem Teig Nocken formen, diese in leicht kochendes Salzwasser einlegen, 5 Min. lang leicht kochen, danach 5 Min. lang ziehen lassen. Die Spinatnocken herausheben, in geschmolzenem Kochfett schwenken oder mit Käse-, Eier- oder Schinken-Käse-Sauce servieren.

KRÄUTERNUDELN

Zutaten für 1 Portion:

- 70 g Nudeln
- frische Kräuter wie Petersilie, Liebstöckel oder Basilikum
- 2 EL Öl
- 1 EL Mehl
- 1 EL Kochfett
- 1/8 l Milch
- geriebener Käse
- Salz

Zubereitung:

Das Mehl im Kochfett hell anlaufen lassen, die frischen, klein geschnittenen Kräuter dazugeben, mit Milch verrühren und aufkochen. Die gekochten gesalzenen Nudeln in der Kräuterpfanne schwenken. Mit Reibkäse servieren.

GEDÜNSTETE SOJAKEIMLINGE

Zutaten für 1 Portion:

- 100 g Sojakeimlinge
- 1 EL Kochfett
- Petersilie
- Salz

Zubereitung:

Die fein geschnittene Petersilie in Kochfett hell anlaufen lassen, die Sojakeimlinge dazugeben und mit etwas Wasser oder Gemüsebrühe andünsten.

KARTOFFELLAIBCHEN MIT KÄSE

Zutaten für 4 Portionen:

- 750 g Kartoffeln (gekocht und gerieben)
- 1 Zwiebel (fein gehackt)
- 50 g Sauerrahm
- 5 EL Weizen oder Dinkelgrieß
- 125 g geriebener Hartkäse
- Salz
- Muskat
- Petersilie

Zubereitung:

Das Backrohr auf 190° C vorheizen. Die gekochten, geriebenen Kartoffeln in eine Schüssel geben, die Gewürze, den Zwiebel und den Käse einarbeiten. Den Grieß und den Rahm einkneten und aus dieser Masse kleine Laibchen formen. Die Laibchen auf ein Backblech mit Backpapier legen und etwa 25 Min. lang knusprig backen. Mit einem Salat servieren.

KAROTTENAUFLAUF

Zutaten für 4 Portionen:

- 750 g Karotten
- ½ l Milch
- 4 Eier
- 2 EL Kochfett
- Salz

Zubereitung:

Für das Backrohr ein Wasserbad vorbereiten. Die Karotten putzen, schälen und in dünne Scheiben schneiden. In kochendem gesalzenen Wasser weich garen. Abgießen und fein pürieren. Die Milch aufkochen. Die Eier unter das Karottenpüree mischen, die heiße Milch unterrühren und abschmecken. Eine Gratinform mit Kochfett bestreichen, die Masse einfüllen und bei 180° C im Wasserbad ca. 45 Min. lang backen.

BROCCOLIAUFLAUF

Zutaten für 4 Portionen:

750 g Broccoli
½ l Milch
4 Eier
2 EL Kochfett
Salz

Zubereitung:
Kochvorgang wie beim Karottenauflauf.

KARFIOLAUFLAUF

Zutaten für 4 Portionen:

750 g Karfiol
½ l Milch
4 Eier
25 g Kochfett
Salz

Zubereitung:
Kochvorgang wie beim Karottenauflauf.

KARTOFFELNUDELN

Zutaten für 2 Portionen:

300 g mehlige Kartoffeln
100 g Mehl
1 Eigelb
4 EL Kochfett
Salz
evtl. Muskat

Zubereitung:
Die Kartoffeln mit Schale im Backrohr gar backen (mit Messerprobe testen), schälen und anschließend mit der Kartoffelpresse passieren. Die Kartoffeln mit Mehl, Eigelb und den Gewürzen zu einem Teig verkneten. Eine Rolle daraus formen, Scheiben abschneiden und diese zu Nudeln formen. Die Kartoffelnudeln in kochendes Salzwasser legen und 5–8 Min. lang leicht kochen. Die Nudeln abseihen und mit verschiedenen würzenden Zutaten servieren: z. B. mit Mohn, Nüssen, angerösteten Semmelbröseln, gerösteten Zwiebeln, geschmolzenem Kochfett oder geriebenem Käse.

EIERNOCKERLN

Zutaten für 2 Portionen:

- 240 g Mehl
- 2 Eier für die Nockerln
- 4 Eier
- 4 EL Kochfett
- Salz
- ca. 250 ml Wasser je nach Mehlsorte

Zubereitung:
Aus Mehl, zwei Eiern, Salz und Wasser einen gut abgearbeiteten, zähflüssigen Nockerlteig zubereiten. Den Teig durch ein Nockerlsieb oder ein großlochiges Reibeisen in kochendes Wasser einstreichen, dann 3 Min. lang kochen lassen. Die mit kaltem Wasser abgeschreckten Nockerln mit Kochfett in der Pfanne warmhalten, die mit der Gabel zerstoßenen gesalzenen Eier unterrühren und cremig stocken lassen.

TOPFENNUDELAUFLAUF

Zutaten für 1 Portion:

- 50 g Bandnudeln
- 50 g Topfen
- 2 EL Kochfett
- 1 Ei
- 1 EL Sauerrahm
- Salz

Zubereitung:
Aus Eigelb, Kochfett, Topfen und Sauerrahm einen Abtrieb zubereiten. Diesen und das steif geschlagene Eiweiß unter die gekochten, gesalzenen, abgeschreckten Bandnudeln mengen, salzen, in eine befettete Auflaufform füllen und bei mittlerer Hitze backen.

KÄSENUDELAUFLAUF

Zutaten für 1 Portion:

- 50 g Bandnudeln
- 3 EL Mehl
- 3 EL Kochfett
- ⅛ l Milch
- 1 Ei
- Salz
- Muskat
- 20 g Edamer Käse

Zubereitung:
Das Mehl in Kochfett hell anlaufen lassen, mit heißer Milch aufgießen und gut verkochen. Unter das etwas überkühlte Béchamel die gesalzenen, gekochten Bandnudeln, ein Eigelb, das steif geschlagene Eiweiß von einem Ei und die Gewürze mengen. Die Auflaufmasse in eine befettete Auflaufform füllen, mit geriebenem Edamer Käse bestreuen und den Auflauf bei guter Hitze backen.

FISCHSPEISEN

GRATINIERTES SCHOLLENFILET

Zutaten für 2 Portionen:

- 300 g Fischfilet
- ¼ l Milch
- 2 EL Mehl
- 2 EL Kochfett
- 1 Eigelb
- Salz
- Muskat
- 20 g geriebener Edamer Käse
- evtl. Zitronensaft

Zubereitung:

Das gesalzene, mit Zitronensaft beträufelte Fischfilet in eine befettete Auflaufform geben und im Backrohr garen. Den garen Fisch mit Béchamel übergießen, mit Reibkäse bestreuen und im Backrohr überbacken.

Für die Béchamelsauce Mehl in Kochfett hell anlaufen lassen, mit Milch aufgießen und gut verkochen. Unter die etwas überkühlte Masse das Eigelb, Salz und Muskat ziehen.

FOLIENFISCH

Zutaten für 1 Portion:

- 1 Fischfilet
- etwas Zitronensaft
- Salz
- Dill

Zubereitung:

Das Fischfilet auf eine Folie setzen, etwas salzen, mit Zitronensaft beträufeln und mit Dill bestreuen. Die Folie gut verschließen und den Fisch im vorgeheizten Backrohr bei 200° C 15 Min. lang garen.

TIPP: Dazu Reis oder Petersilienkartoffeln servieren.

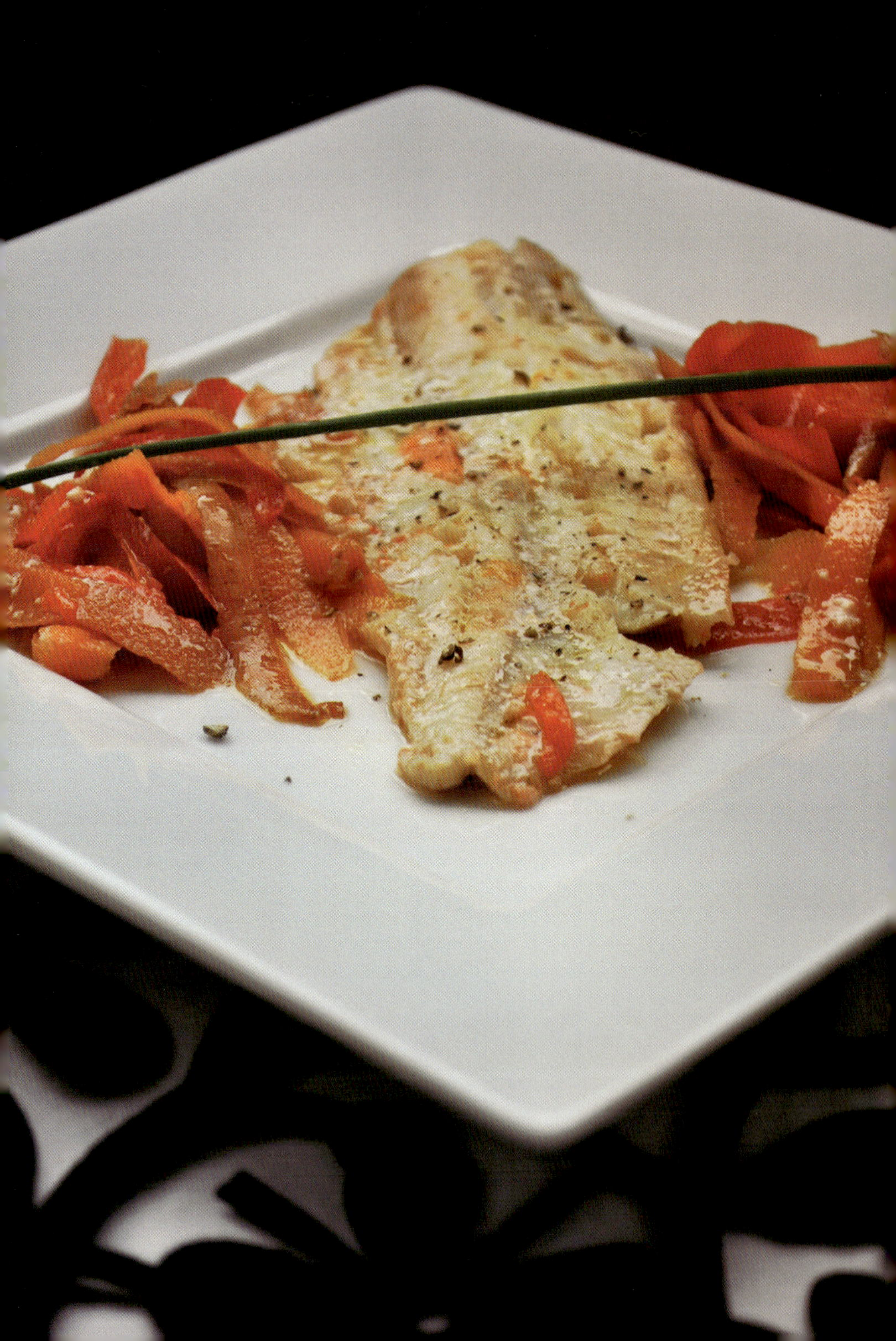

FOLIENFISCH – VARIATIONEN

Zutaten für 1 Portion:

- 1 Fischfilet
- etwas Zitronensaft
- Olivenöl
- Salz
- Gemüse (Karotten, Zucchini, grüner Spargel: je nach Wunsch – mit dem Sparschäler in hauchdünne Scheiben geschnitten)
- evtl. etwas Weißwein

Zubereitung:

Für jede Portion ein Filet mittig auf ein großes Stück Folie legen, die Folie auf allen Seiten leicht nach oben biegen. Den Fisch mit den Gemüsestreifen belegen; mit einem Schuss Olivenöl (und eventuell mit einem Schuss Weißwein) beträufeln, salzen und das Päckchen nicht zu eng verschließen. Im vorgeheizten Backrohr bei 200° C etwa 15–20 Min. lang backen. Vorsicht beim Öffnen der Folie.

TIPP: Servieren Sie dazu Reis, Petersilienkartoffeln oder einfach nur Baguette.

FLEISCHSPEISEN

ZUCCHINI-HÄHNCHEN-RISOTTO

Zutaten für 2–3 Portionen:

- 300 g Zucchini
- 200 g Hühnerbrustfilet
- 1 EL Rapsöl
- 200 g Rundkornreis (Arborio)
- ¼ l Gemüsebrühe
- Salz

Zubereitung:

Die Zucchini putzen und grob raspeln. Das Huhn in mundgerechte Stücke schneiden und in der Pfanne im Öl mild anbraten. Die Zucchini beigeben, würzen und alles bei milder Hitze braten, dann aus der Pfanne nehmen und beiseite stellen. Den Reis in der Pfanne mit etwas Öl unter Rühren glasig braten, die Brühe dazugeben und 20 Min. lang kochen lassen, bis die Flüssigkeit verkocht ist; dabei mehrfach umrühren. Zucchini und Fleisch unter den Reis mischen und nochmals durchwärmen.

TIPP: Als Variante kann man Zucchini durch Karotten oder Kürbis ersetzen.

HÜHNERRAGOUT

Zutaten für 2 Portionen:

- 2 Hühnerbrustfilets
- 1 Karotte
- 100 g tiefgekühlte Erbsen
- 1 EL Kochfett
- 1 EL Mehl
- 2 EL Sauerrahm
- Petersilie
- Salz

Zubereitung:
Die Karotten kleinwürfelig schneiden, dann mit dem mundgerecht geschnittenen Hühnerfilet im Kochfett anbraten und mit Wasser aufgießen. Die Erbsen hinzufügen und auf kleiner Flamme weich dünsten. Mehl und Rahm miteinander klumpenfrei vermischen und zum Gericht mischen. Etwas einkochen lassen, bei Bedarf mit Wasser verdünnen. Mit Salz und Petersilie würzen.

HÜHNERHASCHEE

Zutaten für 1 Portion:

- 1 Hühnerbrust
- 2 EL Kochfett
- 1 EL Mehl
- 1 EL Sauerrahm
- Salz
- Majoran

Zubereitung:
Eine gesalzene, mit etwas Majoran gewürzte Hühnerbrust in ein Stück befettete Aluminiumfolie verpacken und im Backrohr garen. Den ausgetretenen Hühnersaft auffangen. Das Fleisch hacken oder faschieren. Das Mehl in etwas Kochfett hell anlaufen lassen, mit Wasser aufgießen und gut verkochen. Das Hühnerfleisch, den Hühnersaft und den Sauerrahm dazugeben, einmal aufkochen und fertig würzen.

EINGEMACHTES KALBFLEISCH

Zutaten für 2 Portionen:

- 300 g Kalbfleisch
- 1 EL Kochfett
- Wurzelgemüse
- 1 EL Mehl
- 2 EL Sauerrahm
- Petersilie
- Salz

Zubereitung:
Die gehackte Petersilie kurz in Kochfett anlaufen lassen, das in Stücke geschnittene Kalbfleisch und das Wurzelgemüse dazugeben, kurz durchrösten, aufgießen und mit Salz weich dünsten. Das Wurzelgemüse herausnehmen, Mehl und Sauerrahm miteinander verrühren und mit dem Kalbfleisch gut verkochen.

NATURSCHNITZEL

Zutaten für 1 Portion:

- 150 g Kalbfleisch
- 1 EL Kochfett
- Mehl
- Salz

Zubereitung:
Das gut geklopfte Kalbfleisch salzen, eine Seite bemehlen. Die bemehlte Seite zuerst hell anbraten, dann die andere Seite anbraten, aufgießen und weich dünsten.

GEKOCHTES RINDFLEISCH

Zutaten für 6 Portionen:

- 1 kg Rindfleisch
- Wurzelgemüse
- Zwiebel
- Salz
- Rindsknochen
- 1 Lorbeerblatt

Zubereitung:
Wurzelgemüse, Zwiebel, Lorbeerblatt und Knochen im leicht gesalzenen Wasser zum Kochen bringen, das Fleisch einlegen und auf kleiner Flamme sehr weich kochen. Hierfür eignen sich nur fettarme, gut abgelegene Fleischstücke (hinteres, weißes oder schwarzes Scherzel, Tafelspitz, Zapfen).

TIPP: Servieren Sie dazu Petersilienkartoffeln, Cremespinat oder gedünstetes Gemüse.

SCHINKENFLECKERLAUFLAUF

Zutaten für 1 Portion:

- 50 g Fleckerln
- 50 g Schinken
- 1 Ei
- 1 EL Kochfett
- 1 EL Sauerrahm
- Salz
- Petersilie
- 10 g Edamer Käse

Zubereitung:
Das Eigelb, das Kochfett, den gehackten Schinken und den Sauerrahm verrühren und unter die gekochten Fleckerln mengen, das steif geschlagene Eiweiß und die Gewürze unterziehen. Den Auflauf in eine befettete, bemehlte Auflaufform füllen, mit geriebenem Edamer Käse bestreuen und backen.

SCHINKENMAKKARONI

Zutaten für 1 Portion:

- 50 g Schinken
- 50 g Makkaroni
- 1 EL Kochfett
- Petersilie oder Majoran
- 20 g Edamer Käse

Zubereitung:

Den fein gewiegten Schinken mit 2–3 EL Wasser und gehackter Petersilie oder Majoran kurz dünsten und unter die gekochten Makkaroni mengen. Geschmolzenes Kochfett über die angerichtete Speise träufeln und mit geriebenem Edamer Käse bestreuen.

BEILAGEN

SALAT AUS SOJAKEIMLINGEN

Zutaten für 1 Portion:

- 100 g Sojakeimlinge
- 2 EL Joghurt oder Sauerrahm
- Basilikum
- Salz
- evtl. Basilikumpesto

Zubereitung:

Die Sojakeimlinge mit heißem Wasser überbrühen, dann etwas ziehen lassen. 20 g Joghurt oder Sauerrahm mit fein geschnittenem Basilikum oder Basilikumpesto vermengen, die Keimlinge darin marinieren.

SELLERIE-KARTOFFEL-SALAT

Zutaten für 2–3 Portionen:

- ½ Sellerieknolle
- 3 fest kochende Kartoffeln (gekocht)
- 2 EL Öl
- Essig
- Salz
- Zucker

Zubereitung:

Den blättrig geschnittenen Sellerie in Salzwasser knackig garen. Die gekochten Kartoffeln blättrig schneiden. Das Gemüse miteinander vermengen und, solange der Sellerie noch heiß ist, mit den angegebenen Zutaten marinieren.

KARFIOL MIT KRÄUTERMARINADE

Zutaten für 2–3 Portionen:

- 300 g Karfiol (Blumenkohl)
- Salz
- 100 g Kefir
- Zwiebel
- Petersilie
- Schnittlauch
- Kapern

Zubereitung:
Den Karfiol in Salzwasser weich kochen, dann in Röschen teilen; Kefir mit den sehr fein gewiegten würzenden Zutaten verrühren und über den Karfiol geben.

KAROTTENHÖRNCHEN

Zutaten für 2 Portionen:

- 200 g Hörnchen (oder andere Teigwaren)
- 300 g Karotten
- 1 EL Maiskeimöl
- 2 EL Sesamsamen
- ¼ l Gemüsebrühe
- 1 EL Obers
- 1 TL Honig

Zubereitung:
Die Nudeln entsprechend der Packungsanleitung kochen. Währenddessen die Karotten schälen und in kleine Würfel schneiden. Das Öl in einer Pfanne erhitzen und die Karotten leicht anbraten, mit Gemüsebrühe ablöschen und gar kochen. Obers und Honig unterrühren und mit den Hörnchen vermischen. Abschließend mit Sesam bestreuen.

KARTOFFEL-KAROTTEN-PÜREE

Zutaten für 2 Portionen:

- 3–4 große, mehlig kochende Kartoffeln
- 1 große Karotte
- Milch
- 1 EL Kochfett
- Salz
- Petersilie

Zubereitung:
Die Kartoffeln schälen und in Würfel schneiden, die Karotte schälen und in Würfel schneiden. Beides gemeinsam in Salzwasser gar kochen. Das Wasser abgießen und mit Milch und Kochfett so lange mit dem Püreestampfer vermischen, bis die gewünschte Konsistenz erreicht ist. Mit Petersilie garnieren.

KARTOFFEL-SELLERIE-PÜREE

Zutaten für 2 Portionen:

- 3–4 große, mehlige Kartoffeln
- ½ Sellerieknolle
- Milch
- 1 EL Kochfett
- Salz
- Muskat

Zubereitung:

Die Kartoffeln und den Sellerie schälen, dann in Würfel schneiden. Beides gemeinsam in Salzwasser gar kochen. Das Wasser abgießen und die gekochten Kartoffeln und den Sellerie mit Milch und Kochfett so lange mit dem Püreestampfer vermischen, bis die gewünschte Konsistenz erreicht ist. Mit Salz und Muskat abschmecken.

PETERSILIENKARTOFFELN – REZEPT 1

Zutaten für 1 Portion:

- 3–4 fest kochende Kartoffeln
- 1 EL Kochfett
- Petersilie
- Salz

Zubereitung:

Die Kartoffeln schälen und in grobe Stücke zerteilen. Die Kartoffeln in einen Topf schichten und mit kaltem Wasser bedecken. Leicht salzen und auf mittlerer Stärke gar kochen. Das Wasser abgießen und die Kartoffeln kurz ausdampfen lassen. Das Kochfett in einem Topf schmelzen, die Kartoffeln untermischen und mit klein geschnittener Petersilie bestreuen.

PETERSILIENKARTOFFELN – REZEPT 2

Zutaten für 1 Portion:

- 3–4 fest kochende Kartoffeln
- 1 EL Kochfett
- Petersilie
- Salz

Zubereitung:

Die Kartoffeln ungeschält im Wasser gar kochen. Das Wasser abgießen, die Kartoffeln abschrecken und die Haut abschälen. Mit Kochfett und Petersilie vermischen, salzen und servieren.

PRINZESSKARTOFFELN

Zutaten für 1 Portion:

- 200 g Kartoffeln
- 1 Ei
- 2 EL Kochfett
- Salz
- Muskat
- Petersilie

Zubereitung:
Die ohne Schale gekochten, passierten Kartoffeln mit dem Ei, den Gewürzen und dem Kochfett vermengen. Mit dem Löffel oder dem Spritzsack Häufchen auf ein befettetes Backblech setzen. Die Prinzesskartoffeln im Backrohr bei guter Hitze backen.

SEMMELKNÖDEL

Zutaten für 2 Portionen:

- 100 g Semmelwürfel
- 2 EL Mehl
- 2 EL Kochfett
- 2 Eier
- 3 EL Milch
- Salz
- Muskat
- Petersilie

Zubereitung:
Die Semmelwürfel mit Mehl, Salz und Muskat vermengen; die Eier, etwas Milch und die in Kochfett kurz angelaufene gehackte Petersilie dazugeben, dann alles gut verkneten. Die Knödelmasse eine halbe Stunde lang rasten lassen, dann daraus 4 Knödel formen und diese 10 Min. lang in kochendem Salzwasser kochen.

SERVIETTENKNÖDEL

Zutaten für 4 Portionen:

- 150 g Semmelwürfel
- 3 EL Mehl
- 3 EL Kochfett
- 4 Eier
- etwa 4–5 EL Milch
- Salz
- Muskat
- Petersilie

Zubereitung:
Die Zubereitung erfolgt wie bei den Semmelknödeln. Die Knödelmasse sollte etwas weicher sein. Daraus eine Semmelrolle formen, diese in ein befettetes Küchentuch einwickeln, dann an den beiden Enden zubinden. Die Serviettenrolle in kochendes Salzwasser einlegen und eine Viertelstunde lang kochen. Zwischendurch sollte die Semmelrolle einmal umgedreht werden. Abschließend die Rolle auswickeln und in Scheiben schneiden.

KAROTTENGEMÜSE

Zutaten für 1 Portion:

- 150 g Karotten
- 2 EL Kochfett
- Zucker
- Petersilie
- Salz
- evtl. 1 EL Mehl (für Einmach)

Zubereitung:
Eine Prise Zucker in Kochfett mit der gehackten Petersilie kurz anlaufen lassen. Die würfelig geschnittenen Karotten und das Salz dazugeben und weich dünsten. Das Karottengemüse kann natur oder mit einer hellen Einmach gebunden serviert werden.

FENCHELGEMÜSE

Zutaten für 1 Portion:

- 1 Fenchelknolle
- Salz
- Kochfett

Zubereitung:
Den Fenchel in Salzwasser weich dünsten und mit heißem Kochfett servieren.

ERBSENGEMÜSE

Zutaten für 1 Portion:

- 150 g tiefgekühlte Erbsen
- 2 EL Mehl (für Einmach)
- 2 EL Kochfett (für Einmach)
- Salz
- Zucker
- Petersilie

Zubereitung:
Die sehr weich gekochten, tiefgekühlten Erbsen (Kochzeit: 8 Min.) mit einer hellen Einmach binden und mit Salz, Zucker und gehackter Petersilie würzen. Die Erbsen können zusätzlich noch mit etwas Sahne abgeschmeckt werden.

KOHLRÜBENGEMÜSE

Zutaten für 1 Portion:

- 200 g Kohlrüben
- 2 EL Kochfett
- Zucker
- Petersilie
- Salz
- evtl. 1 EL Mehl
- etwas Wasser

Zubereitung:
Hierfür eignen sich nur zarte, junge Kohlrüben. Eine Prise Zucker und die gehackte Petersilie in Kochfett kurz anlaufen lassen, die würfelig geschnittenen Kohlrüben dazugeben, einmal durchrösten, mit etwas Wasser aufgießen und mit Salz weich dünsten. Das Kohlrübengemüse kann natur oder mit einer hellen Einmach gebunden serviert werden.

KÜRBISGEMÜSE

Zutaten für 1 Portion:

- 200 g Kürbis
- 2 EL Kochfett
- 2 EL Mehl
- 3 EL Sauerrahm
- Salz
- Dill
- etwas Wasser

Zubereitung:

Den geschälten, vom Kerngehäuse befreiten, würfelig geschnittenen Kürbis in Kochfett hell anlaufen lassen, mit etwas Wasser aufgießen und mit den angegebenen Gewürzen weich dünsten. Mit einer hellen Einmach und Sauerrahm binden.

FISOLENGEMÜSE NATUR

Zutaten für 1 Portion:

- 200 g Fisolen (gr. Bohnen)
- Salz
- 1–2 EL Kochfett
- evtl. etwas Zitronensaft

Zubereitung:

Die jungen, zarten Fisolen in Salzwasser weich kochen und mit heißem Kochfett und Zitronensaft servieren.

ERBSEN NATUR

Zutaten für 1 Portion:

- 150 g tiefgekühlte Erbsen
- 2 EL Kochfett
- Salz
- Zucker
- Petersilie

Zubereitung:

Die gehackte Petersilie in Kochfett etwas anlaufen lassen; die tiefgekühlten Erbsen, etwas Wasser, Salz und Zucker dazugeben und alles sehr weich dünsten (Kochzeit: 8 Min.).

SPINAT

Zutaten für 1 Portion:

- 150 g tiefgekühlter Spinat (gehackt)
- 2 EL Mehl (für Einmach)
- 2 EL Kochfett (für Einmach)
- Sahne oder Crème fine
- Salz

Zubereitung:

Den tiefgekühlten Spinat mit 3 EL Wasser zum Kochen bringen, mit Sahne, Crème fine oder auch Crème fraîche, den angegebenen Gewürzen und einer hellen Einmach gut verkochen.

SÜSSSPEISEN

GRIESSPUDDING

Zutaten für 3–4 Portion:

- 1 l Milch
- 1 Ei
- 2 EL Zucker
- 125 g Grieß (Dinkel/Weizen)
- geriebene Schale von einer ½ Zitrone
- 1 Prise Salz

Zubereitung:
Das Ei trennen und den Eischnee schlagen. Das Eigelb mit 2 EL Milch verrühren. Die restliche Milch mit Zucker und Zitronenschale aufkochen, vom Herd nehmen und den Grieß unter Rühren einrieseln lassen. Kurz aufkochen lassen, dann die Ei-Milch-Mischung einrühren. Zuletzt den Eischnee untermischen und den fertigen Grießpudding in Schalen füllen.

Varianten:
Statt der Zitrone kann man auch Zimt verwenden. Der Grießpudding kann auch mit Rosinen zubereitet werden.

SCHNELLER BISKUITKUCHEN

Zutaten für 1 große Auflaufform:
(ME: Maßeinheit in Joghurtbecher à 150 g)

- 2 ME Joghurt 3,5 %
- 3 Eier
- 2 ME Zucker
- 1 ME Sonnenblumenöl
- 4 ME Mehl
- 1 Pkg. Backpulver
- etwas Kochfett

Zubereitung:
Joghurt, Eier und Zucker verrühren, dann das Öl untermischen. Das Mehl mit dem Backpulver mischen und unterheben. Den recht flüssigen Teig in eine ausgefettete große Auflaufform geben und im vorgeheizten Ofen bei 200° C ca. 20–30 Min. lang backen.

SCHNELLER BISKUITKUCHEN MIT FRÜCHTEN

Zutaten für 1 Blech:
(ME: Maßeinheit in Joghurtbecher à 150 g)

- 2 ME Joghurt 3,5 %
- 3 Eier
- 2 ME Zucker
- 1 ME Sonnenblumenöl
- 4 ME Mehl
- 1 Pkg. Backpulver
- etwas Kochfett
- Früchte (reife Marillen, mürbe Äpfel etc.)

Zubereitung:
Joghurt, Eier und Zucker verrühren, dann das Öl untermischen. Das Mehl mit dem Backpulver mischen und unterheben. Den recht flüssigen Teig auf ein gefettetes, bemehltes Backblech streichen und mit Apfelspalten oder Marillenhälften belegen. Im vorgeheizten Backrohr bei 200° C ca. 20–30 Min. lang backen.

BANANEN-BIRNEN-SALAT

Zutaten für 1 Portion:

- 75 g Banane
- 75 g Birne
- 1 TL Honig
- evtl. Zitronensaft

Zubereitung:
Die Banane der Länge nach halbieren und blättrig schneiden. Die geschälte Birne vierteln und blättrig schneiden. Die Früchte vermengen, dann mit Zitronensaft beträufeln. Den Honig in 2 EL heißem Wasser auflösen und die Früchte damit marinieren.

DINKELGRÜTZE

Zutaten für 1–2 Portionen:

- 150 g Äpfel
- 100 g Dinkelflocken
- 150 g Milch
- 1 EL Schlagobers
- 1–2 EL Honig
- evtl. Zitronensaft

Zubereitung:
Die geschälten Äpfel ohne Kerngehäuse mit etwas Wasser dünsten, bis sie zerfallen. Die Dinkelflocken mit kochender Milch übergießen, das Apfelmus und die übrigen Zutaten untermengen.

TOPFENKNÖDEL

Zutaten für 4 Portionen:

- 4 EL Kochfett
- 1 Ei
- 250 g fettarmen Topfen
- 100 g Grieß
- Salz
- Zitronenschale
- Kochfett
- Semmelbrösel
- Staubzucker (Puderzucker)

Zubereitung:
Kochfett, Ei und Topfen abrühren, den Grieß, etwas Salz und die Zitronenschale untermengen. Die Knödelmasse 10 min. rasten lassen, dann 4 Knödel daraus formen und diese in leicht gesalzenes, kochendes Wasser einlegen. 15 Min. lang kochen, anschließend etwas ziehen lassen. Die Knödel mit geschmolzenem Kochfett und Staubzucker oder mit in Kochfett angelaufenen Semmelbröseln und Staubzucker servieren.

MELONENBREI

Zutaten für 1–2 Portionen:

- 50 g Haferflocken
- 2 EL Honig
- 200 g Honigmelone
- 2 EL Schlagobers/Sahne

Zubereitung:
Die Haferflocken mit ½ l Wasser, dem Honig und etwas Salz aufkochen und anrichten. Die Melonen dünnblättrig schneiden, auf die Grütze legen und mit Schlagobers übergießen.

HAFERFLOCKEN-MILCHSPEISE

Zutaten für 1 Portion:

- ½ l Milch
- 30 g Hafermark oder Haferflocken
- 1–2 EL Zucker
- evtl. 1 Eigelb
- evtl. Kochfett

Zubereitung:
Die Milch mit den Haferflocken zum Kochen bringen, bis zum Weichwerden der Haferflocken kochen, dann süßen und noch zwei weitere Min. lang kochen. Mit Kochfett servieren. Die Haferflocken-Milchspeise kann statt Zucker auch mit etwas Salz oder mit Eigelb und etwas Salz serviert werden.

BISKUIT

Zutaten für 8 Portionen:

- 4 Eier
- 150 g Zucker
- 130 g Mehl

Zubereitung:
Die ganzen Eier und den Zucker sehr schaumig schlagen, dann das Mehl unterheben. Die Biskuitmasse in eine befettete, bemehlte Kastenform füllen oder 2 cm hoch auf ein befettetes, bemehltes Backblech streichen und bei guter Hitze backen. In Scheiben oder Stangen geschnitten servieren.

VANILLEPUDDING

Zutaten für 4 Portionen:

- ½ l Milch
- 2 EL Zucker
- 2 TL Vanillezucker
- 2 EL Speisestärke (z. B. Maizena)
- 1 Eigelb (optional)

Zubereitung:
5 EL Milch mit Maizena und dem Eigelb verrühren. Die restliche Milch mit Zucker und Vanillezucker aufkochen. Die Speisestärke mit dem Schneebesen kräftig einrühren. Einmal kurz aufkochen, dann in Schälchen füllen.

SCHOKOLADENPUDDING

Zutaten für 4 Portionen:

- ½ l Milch
- 1 Rippe Kochschokolade
- 2 EL Zucker
- 2 EL Speisestärke (z. B. Maizena)
- 1 Eigelb (optional)

Zubereitung:
5 EL Milch mit Maizena und dem Eigelb verrühren. Die restliche Milch aufkochen, die Schokolade darin schmelzen und den Zucker beimengen. Die Speisestärke rasch mit dem Schneebesen einrühren und einmal aufkochen lassen. Vom Herd nehmen, dann in Schälchen füllen.

REISAUFLAUF

Zutaten für 1 Portion:

- 5 EL Reis
- ¼ l Milch
- 2 EL Zucker
- 2 EL Kochfett
- 2 Eier
- Vanillezucker
- Salz
- evtl. Zitronen- oder Orangensaft

Zubereitung:
Einen dicken Milchreis zubereiten, die übrigen Zutaten und das steif geschlagene Eiweiß unter die etwas gekühlte Reismasse rühren. Die Masse in eine befettete Auflaufform füllen und bei mittlerer Hitze backen.

TOPFENCREME

Zutaten für 1 Portion:

- 70 g Topfen
- 1 Eigelb
- 2 EL Zucker
- Vanillezucker
- 1 EL Sahne oder Milch
- 2 EL Orangensaft
- Orangenschale

Zubereitung:
Die angegebenen Zutaten mit dem Schneebesen oder mit der Küchenmaschine gut verrühren und in Schälchen servieren.

DAUERKOST

SUPPEN

ERBSENSUPPE

Zutaten für 1 Portion:

- 150 g junge Erbsen (tiefgekühlt)
- 1 EL Kochfett
- 1 EL Mehl
- 2 EL frische Petersilie
- Zucker
- ¼ l Wasser oder Gemüsebrühe
- 1 TL Crème fraîche

Zubereitung:
Die gehackte Petersilie und den Zucker in Kochfett etwas anlaufen lassen; das Mehl hinzufügen, durchrösten, die tiefgekühlten Erbsen dazugeben, mit Wasser oder Gemüsebrühe aufgießen und weichkochen. 1 EL der Erbsen zurückbehalten, den Rest mit Crème fraîche pürieren und mit den Erbsen servieren.

KRAUTSUPPE

Zutaten für 2–3 Portionen:

- 3 EL Kochfett
- 1 Zwiebel (fein gehackt)
- Kümmel
- 300 g Weißkraut
- 150 g Kartoffeln
- 100 g Tomaten
- Salz, Majoran

Zubereitung:
Die fein geschnittene Zwiebel und den Kümmel in Kochfett hell anlaufen lassen, das in feine Streifen geschnittene Weißkraut dazugeben, durchrösten und aufgießen. Die geschälten Kartoffeln fein reißen, in die Suppe geben; die Tomate enthäuten, zerteilen und ebenfalls in die Suppe geben; alles würzen und garen.

ROLLGERSTENSUPPE

Zutaten für 4 Portionen:

- 3 EL Kochfett
- 1 Suppengrün
- ca. 5 EL Rollgerste
- Salz
- Liebstöckel
- 1 ½ l Wasser oder Gemüsebrühe

Zubereitung:
Das klein geschnittene Suppengemüse (Karotten, Sellerie, Lauch) mit Kochfett hell anrösten, mit 1,5 l Wasser oder Gemüsebrühe aufgießen, die Rollgerste dazugeben, salzen und weich kochen. Abschließend mit Liebstöckel würzen.

MINESTRONE (MEDITERRANE GEMÜSESUPPE)

Zutaten für 4 Portionen:

- 2 mittelgroße Karotten
- 1 mittelgroße Stange Lauch
- 2 mittelgroße Zucchini
- 2 mittelgroße Tomaten
- 1 Hand voll grüne Bohnen
- 1 Zwiebel
- 1 EL Olivenöl
- 1 l Gemüsebrühe
- 2 Knoblauchzehen
- 1 Prise Salz
- 1 kl. Bund Basilikum
- 1 kl. Bund Rosmarin
- 50 g Parmesan (Pecorino)

Zubereitung:

Das Gemüse putzen und waschen, die Tomaten entkernen und grob zerteilen. Die Bohnen in heißem Salzwasser kurz blanchieren. Die Zwiebel schälen und würfeln. In heißem Öl anschwitzen, Gemüse dazugeben und dünsten. Mit Brühe aufgießen, den Knoblauch schälen und dazugeben, etwa 15 Min. lang kochen lassen, dann fein pürieren. Die Kräuter waschen, die Blättchen vom Stängel zupfen, dann fein hacken. Den Pecorino reiben. Kräuter und Käse über die Suppe streuen, mit Baguette servieren.

TIPP: Sie können die Suppe auch unpüriert genießen.

TAVUK ÇORBA (TÜRKISCHE HÜHNERSUPPE)

Zutaten für 4 Portionen:

- 2 Hühnerbrüste
- 250 g Joghurt
- 5 Eigelb
- 1 Hand voll Erbsen (tiefgekühlt)
- Salz
- 2 EL Kochfett
- evtl. Rosenpaprikapulver

Zubereitung:

Die Hühnerbrüste in reichlich Salzwasser zirka 30 Min. lang kochen. Die Erbsen in den letzten 10 Min. dazugeben und mitgaren, dann herausnehmen und erst wieder vor dem Servieren dazugeben. Das Fleisch herausnehmen und etwas erkalten lassen. Die Hühnerbrühe aufbewahren. Inzwischen das Joghurt und die Eigelb verrühren und in einen Topf geben. Mit einem ½ l Hühnerbrühe auffüllen und das Ganze unter Rühren einmal kurz aufkochen lassen, dann würzen. Das Fleisch in kleine Stücke teilen und mit der Suppe erneut erwärmen. Zum Schluss die Erbsen beifügen und mit dem flüssigen Kochfett und Paprikapulver servieren.

SCHNELLE FISCHSUPPE

Zutaten für 4 Portionen:

- 2 Karotten
- 1 Lauchstange
- 2 mittelgroße Zwiebel
- 5 EL Olivenöl
- ½ l Fischfond (Glas)
- ⅛ l Weißwein
- ½ TL Fenchelsamen
- 1 Lorbeerblatt
- 3–5 Safranfäden
- 800 g Fischfilet (gemischt weiß, festkochend)

Zubereitung:
Die Zwiebel feinblättrig schneiden, das Gemüse putzen und mundgerecht schneiden. Die Zwiebel in Olivenöl anbraten, das Gemüse dazugeben und mitrösten. Mit Wein und Fischfond ablöschen und die Gewürze beifügen, zirka eine Dreiviertelstunde lang kochen lassen. Die Hitze reduzieren und die mundgerecht geschnittenen Fischstücke vorsichtig etwa 10 Min. lang mitziehen lassen. Mit Weißbrot servieren.

SCHNELLE THAISUPPE

Zutaten für 2–3 Portionen:

- 500 ml Kokosmilch
- 1 Zucchini
- 2 Karotten
- 2 Tomaten
- 1 EL Öl
- Saft einer Limette
- Hühnerbrühe (Instant)

Zubereitung:
Die Tomaten achteln, die Karotten und Zucchini mundgerecht schneiden. Das Öl erhitzen und das Gemüse mild anrösten, mit Limettensaft löschen und mit Kokosmilch aufgießen. Schwach kochen lassen, bis das Gemüse bissfest ist. Mit (Instant-)Hühnerbrühe abschmecken und servieren.

Varianten:
Eine Hühnerbrust mundgerecht klein schneiden und mit dem Gemüse mitbraten, weiter wie oben.
Alternativ dazu einige vorgekochte Garnelen verwenden und diese wie oben mitbraten.

HIRSENOCKERLN

Zutaten für 5 Portionen:

- 4 EL Hirse (sehr fein gemahlen)
- 150 g Topfen oder weicher Schafskäse
- 1 Eigelb
- 1 Eiweiß (steif geschlagen)
- 3 EL Kochfett
- Salz
- Muskat
- evtl. 1 Prise Paprika
- Brühe nach Wahl

Zubereitung:
Das Kochfett schaumig rühren, Hirsemehl und Eigelb untermengen, mit Topfen gut durchmischen und würzen. Etwa ½ Std. rasten lassen und dann das Eiweiß untermischen. Kleine Nockerln abstechen und in der gewünschten Suppe 10–15 Min. lang ziehen lassen.

KLEINE SPEISEN

CHINAKOHLSALAT

Zutaten für 4 Portionen:

- 1 kg Chinakohl (in Streifen geschnitten)
- 2 EL Öl
- 2 EL Sesamöl
- 1 EL Balsamicoessig
- 2 EL Sojasauce (Ketjap Manis)
- 2 EL Honig
- ½ TL Salz

Zubereitung:
Den Chinakohl in 2 EL Öl 3 Min. lang braten und mit der Marinade aus den übrigen Zutaten vermengen. Der Chinakohlsalat kann lauwarm oder kalt serviert werden.

SALAT MIT HÜHNERBRUSTSTREIFEN

Zutaten für 4 Portionen:

- 2 Hühnerbrustschnitzel
- 1 kleiner Kopfsalat
- 3 Tomaten
- 1 kleine Zwiebel
- 1 kleine Dose Mais
- 2 Karotten
- 1 Paprika

Für die Marinade:

- etwas Essig, Öl, Salz, evtl. etwas Zucker

Zubereitung:
Das Hühnchenfleisch in mundgerechte Streifen schneiden, salzen, in Mehl wenden und knusprig braten. Die Tomaten in Würfel schneiden, mit dem gewürfelten Zwiebel, den Karottenstreifen, den Paprikawürfeln, dem Mais (gut abtropfen lassen) und der Marinade verrühren und 10 Min. lang ziehen lassen. Erst kurz vor dem Servieren den grünen Salat dazumischen und die Hühnerbruststreifen darüberlegen.

DINKELLAIBCHEN

Zutaten für 2 Portionen:

- ¼ l Milch
- Salz
- Muskat
- 10 EL Dinkelflocken
- 3 EL geriebener Käse
- Semmelbrösel
- Bratfett
- 1 EL würzende Zutaten, wie z. B. Blattspinat, gedünstete Champignons oder geröstete Zwiebel

Zubereitung:
Die Dinkelflocken in der leicht gesalzenen Milch dickbreiig einkochen, mit dem Reibkäse, Muskat und der gewählten würzenden Zutat vermengen und auskühlen lassen (falls der Teig zu weich wird, können Sie noch Semmelbrösel in den Teig einarbeiten). Aus dem Teig Laibchen formen, diese in Semmelbröseln wälzen und abschließend beidseitig anbraten.

TOFULAIBCHEN

Zutaten für 1 Portion:

- 200 g Tofu
- 2 EL Kochfett
- 1 Zwiebel
- Petersilie
- Salz
- 1 EL Sesam
- Bratfett
- 1 Ei
- evtl. Knoblauch (1 Zehe)

Zubereitung:
Den Tofu durch ein Sieb streichen. Die fein geschnittene Zwiebel und den zerdrückten Knoblauch im Kochfett anrösten, die gehackte Petersilie dazugeben, einmal durchrösten, zum Tofu geben, Ei und Sesam hinzufügen, salzen, gut abkneten, daraus Laibchen formen und beidseitig anbraten.

HUMUS (KICHERERBSENAUFSTRICH)

Zutaten für 4 Portionen:

- 250 g (1 Dose) Kichererbsen
- 1 Prise Kreuzkümmel
- 1 TL süßes Paprikapulver
- 1 Bund Petersilie
- 5 EL Olivenöl
- Salz
- 3 EL Sesampaste (Tahina)
- evtl. 2 Zehen Knoblauch
- evtl. 1 Zitrone

Zubereitung:
Die Kichererbsen gut mit einem Sieb spülen. Alle Zutaten außer Tahina und dem Zitronensaft im Mixer pürieren. Dabei entsteht eine geschmeidige Masse. Am Schluss Tahina und Zitronensaft unterrühren.

BACKROHR-KARTOFFELPUFFER

Zutaten für 4 Portionen:

- 750 g mehlige Kartoffeln
- 50 g Kochfett
- 2 Eier
- 3 EL Mehl
- ½ TL Kräutersalz

Zubereitung:
Die Kartoffeln weich kochen, schälen und passieren. Mit allen Zutaten vermengen. Mit feuchten Händen hühnereigroße Kugeln formen und flachdrücken. Auf einem mit Backpapier ausgelegten Backblech platzieren und im Backrohr auf mittlerer Schiene ca. 30–40 Min. lang bei 180° C backen.

BABAGANOUSH (AUBERGINENAUFSTRICH)

Zutaten für 4 Portionen:

- 2 Auberginen
- 3 EL Sesampaste (Tahina)
- 3 EL Zitronensaft
- 2 EL Olivenöl
- Salz
- evtl. 2 Knoblauchzehen
- Petersilie

Zubereitung:

Das Backrohr auf 220° C vorheizen, die Auberginen waschen und mit einem spitzen Messer ein paar Mal einstechen. Die Auberginen so lange backen, bis sie ganz weich sind und die Haut fast schwarz ist, das dauert ungefähr 30 Min. Aus dem Ofen nehmen und etwas abkühlen lassen. Die noch lauwarmen Auberginen halbieren und das weiche Fruchtfleisch mit einem Löffel aus der Schale lösen. Dann das Fruchtfleisch zusammen mit der Sesampaste, dem Zitronensaft und dem Olivenöl im Mixer fein mixen. Den Knoblauch schälen, durch die Knoblauchpresse drücken und zum Auberginenpüree geben, dann mit Salz abschmecken. Dazu Fladenbrot und schwarze Oliven reichen, mit Petersilie garnieren.

ZITRONEN-KRESSE-COUSCOUS

Zutaten für 4 Portionen:

- 200 g Couscous
- etwas Öl
- ½ l Wasser
- etwas Salz
- etwas Zitronenpfeffer
- Kresse
- evtl. 1 Zitrone (Schale und Saft)

Zubereitung:

Couscous in Öl anrösten, mit Wasser aufgießen und aufkochen. Zitronenschale (abgehobelt) und etwas Salz einrühren und bei leichter Hitze ausquellen lassen.

Mit Zitronenpfeffer, Zitronensaft, etwas Öl und Kresse vermengen.

MELONE MIT SCHINKEN

Zutaten für 2 Portionen:

- ½ Zucker- oder Honigmelone
- 100 g Lachsschinken

Zubereitung:

Das Viertel einer Melone der Länge nach halbieren und essfertig herrichten. Den Lachsschinken über dem Melonenviertel anrichten.

AVOCADO-THUNFISCH-AUFSTRICH

Zutaten für 2 Portionen:

- 1 reife Avocado
- 1 Dose Thunfisch im eigenen Saft
- Saft einer Zitrone
- Petersilie (gehackt)
- 1 TL Senf
- evtl. 1 gekochtes, gehacktes Ei
- Salz

Zubereitung:
Das Avocadofruchtfleisch lösen und mit Zitronensaft, Senf und Gewürzen pürieren. Mit einer Gabel den leicht zerpflückten Thunfisch untermengen und mit dem gehackten Ei bestreuen.

WÜRSTEL IM BLÄTTERTEIG

Zutaten für 2 Portionen:

- 2 Paar Teewürstel oder 1 Paar Frankfurter
- tiefgekühlter Blätterteig
- Ei
- Kümmel
- Salz

Zubereitung:
Den Blätterteig in 2 cm breite Streifen schneiden, die Teewürstel damit umwickeln, mit Ei bestreichen, salzen und mit Kümmel bestreuen. Bei guter Hitze backen. Anstatt Teewürsteln können auch der Länge nach halbierte Frankfurter Würstel verwendet werden.

VEGETARISCHE SPEISEN

NUDELAUFLAUF MIT TOMATEN

Zutaten für 4 Portionen:

- 6 geschälte Tomaten
- 300 g Spiralnudeln (oder Ähnliches)
- 2 Eier
- 150 g Parmesan (gerieben)
- ⅛ l Milch
- Muskat
- evtl. 1 Knoblauchzehe

Zubereitung:
6 geschälte Tomaten in kleine Würfel schneiden. Die Nudeln entsprechend der Packungsanleitung kochen. Das Backrohr auf 200° C vorheizen. Den Knoblauch fein hacken, mit Tomaten und Muskat mischen. Die verquirlten Eier und die Nudeln unter die Masse mischen, in einer ofenfesten Form verteilen. Die Milch mit dem Käse pürieren und über die Masse gießen. Ca. 15 Min. lang backen.

ITALIENISCHE GNOCCHI

Zutaten für 2 Portionen:

- 800 g mehlige Kartoffeln
- 150 g feiner Weizengrieß
- Muskat
- ½ Tasse lauwarmes Wasser
- 5 EL geriebener Hartkäse

Zubereitung:

Die Kartoffeln ungeschält gar kochen, schälen und durch die Kartoffelpresse drücken, mit Käse, Muskat und Weizengrieß sowie Wasser zu einem geschmeidigen Teig kneten. Aus dem Teig eine 5 cm dicke Rolle formen, Scheiben abschneiden und zu kleinen Knödeln formen, diese mit einer Gabel flach drücken. In leicht gesalzenem Wasser gar ziehen lassen.

TIPP: Zu den Gnocci passen:
a) Tomaten-Basilikum-Sauce,
b) Kochfett und geriebener Parmesan,
c) Kochfett und frischer Salbei.

GEMÜSEBOLOGNESE FÜR PASTA ODER GNOCCHI

Zutaten für 4 Portionen:

- 1 Zwiebel (fein gehackt)
- 1 Zucchini (geraspelt)
- ½ Sellerieknolle (geraspelt)
- 2 Karotten (geraspelt)
- 2 Dosen (250 g) Tomaten (gestückelt)
- Kräuter nach Belieben (Oregano, Basilikum, Petersilie)
- Olivenöl
- Balsamicoessig zum Abschmecken
- 1 Prise Zucker
- evtl. 1 Knoblauchzehe (zerdrückt)

Zubereitung:

Die Zwiebel in Olivenöl anbraten, das geraspelte Gemüse sowie den Knoblauch einige Min. lang mitbraten, mit den Dosentomaten aufgießen, mit Kräutern würzen und sehr weich kochen (es muss eine sehr cremige Konsistenz erhalten). Mit Balsamico und Zucker abschmecken. Zu Pasta oder Gnocchi servieren.

VOLLKORNNOCKERLN MIT GEMÜSE

Zutaten für 2 Portionen:

300 g Roggenvollkornmehl
2 Eier
¼ l Milch
Salz
200 g Kohl
Zwiebel (fein gehackt)
3 EL Kochfett
Kümmel
Majoran
40 g Reibkäse

Zubereitung:
Aus Roggenvollkornmehl, Eiern, Milch und Salz einen Nockerlteig zubereiten, gut abschlagen und ½ Std. rasten lassen. Den Teig durch eine Nockerlpresse ins kochende Wasser drücken und einige Minuten garkochen lassen, herausheben und abschrecken. Den fein geschnittenen Zwiebel und Kümmel in Kochfett etwas anrösten, den nudelig geschnittenen Kohl dazugeben und garen, mit Majoran und Salz würzen. Nockerln und Gemüse vermengen, in eine Pfanne geben, mit Reibkäse bestreuen und im Backofen kurz überbacken.

BROCCOLIGRATIN

Zutaten für 4 Portionen:

1 kg Broccoli
100 g Bulgur (schnell kochend)
4 Eier
½ l Milch
75 g geriebener Hartkäse
15 g Kochfett
Salz, Muskat (gerieben)

Zubereitung:
Ein Wasserbad für das Backrohr vorbereiten. Den Broccoli in Röschen schneiden, die Stiele schälen und klein schneiden. In kochendem, leicht gesalzenem Wasser weich garen und abgießen, dann pürieren. Währenddessen den Bulgur nach Anleitung garen und beiseite stellen. Die Eier in einer Schüssel schlagen, mit Milch und dem geriebenen Käse gut vermischen, das Broccolipüree unterziehen und mit Muskat und Salz abschmecken. Eine Gratinform einfetten und den Bulgur einfüllen, darüber die Broccolimasse geben und alles in ca. 45 Min. bei 180° C fertig garen.

KARTOFFELAUFLAUF

Zutaten für 3 Portionen:

- 750 g Kartoffel
- 200 ml Obers oder Crème fine
- 100 g Käse (gerieben)
- 1 EL Majoran
- 1 Zehe Knoblauch

Zubereitung:

Die Kartoffeln schälen, klein würfeln und in eine eingefettete Form schichten. Obers und Käse mit Knoblauch und Majoran vermischen und über die Kartoffeln gießen. Bei 175° C Umluft etwa 75 Min. lang backen. Dazu einen gemischten Salat reichen.

MANGOLDGRATIN

Zutaten für 4–6 Portionen:

- 1,5 kg Mangold
- 250 ml Crème fraîche
- 125 g geriebener Hartkäse
- Salz, Muskat

Zubereitung:

Den Mangold waschen und sowohl die Blätter als auch die Stängel verwenden. In Streifen schneiden und in gesalzenem Wasser gar kochen, dann abgießen und gut ausdrücken. In einer Schüssel den Mangold mit der Crème fraîche und dem Käse vermengen und mit Salz und Muskat abschmecken. In einer Gratinform bei 180° C etwa 30 Min. lang backen.

SPINATSOUFFLÉ

Zutaten für 4–6 Portionen:

- 500 g Blattspinat (tiefgekühlt, in kleinen Würfeln)
- 60 g Kochfett
- 75 g Mehl
- 400 ml Milch
- 5 Eier
- 100 g geriebener Hartkäse
- Salz
- Muskat

Zubereitung:

Den Blattspinat nach Anweisung gar kochen, dann kräftig ausdrücken und klein hacken. Mit dem Kochfett und dem Mehl eine helle Einbrenn zubereiten und mit Milch aufgießen. Fest rühren, bis eine gute Béchamelsauce entstanden ist. Dann Würzen und mit Muskat abschmecken. Die Sauce etwas auskühlen lassen. Die Eier trennen und das Eiweiß zu einem festen Schnee schlagen. Die Béchamelsauce mit dem Eigelb, dem Käse und dem Spinat vermischen und ganz vorsichtig den Schnee unterheben. In eine eingefettete Form füllen und bei 200° C etwa 30–40 Min. lang backen.

GEFÜLLTE ZUCCHINI

Zutaten für 4 Portionen:

4 mittelgroße Zucchini
2 Eier
100 g gekochter Reis
100 g geriebener Schafskäse
100 g Champignons (feinblättrig geschnitten)
½ Zwiebel (fein gehackt)
Petersilie
Salz
½ l Gemüsebrühe
evtl. 1 Knoblauchzehe (gehackt)

Zubereitung:
Die Zucchini kurz im kochenden Wasser blanchieren, abkühlen, halbieren und aushöhlen (das Fruchtfleisch klein hacken). Das Fruchtfleisch mit Reis, Champignons, Eiern und Zwiebeln mischen, die Kräuter und die Hälfte des Schafkäses unterrühren. Die Zucchini füllen, in eine befettete Form legen und mit Gemüsebrühe aufgießen. Bei 180° C etwa 45 Min. lang backen, kurz vor Ablauf dieser Zeit noch den restlichen Käse auf die Zucchini streuen und zu Ende gratinieren. Mit Petersilienkartoffeln oder Kartoffelpüree servieren.

FISCHSPEISEN

MEERESFRÜCHTERISOTTO

Zutaten für 4 Portionen:

500 g Meeresfrüchte (gekocht, TK)
5 EL Öl
1 Zwiebel
300 g Risottoreis
½ l Weißwein
½ l Wasser
Salz

Zubereitung:
Öl in einem großen Topf erhitzen, Zwiebel darin andünsten. Den Reis hineingeben und je mit der Hälfte von Wein und Wasser aufgießen. Bis der Reis weich ist, immer wieder rühren und bei Bedarf aufgießen. Nach einer guten Viertelstunde die Meeresfrüchte (gekocht, können ruhig tiefgekühlt sein) einrühren und fertiggaren. Der Reis sollte immer noch kernig sein.

DORSCHRAGOUT

Zutaten für 4 Portionen:

- 4 EL Kochfett
- 800 g Dorschfilet
- 2 Stk. Fleischtomaten
- 2 Stangen Lauch
- 3 EL Oliven- oder Maiskeimöl
- 4 Stk. Karotten
- 1 Bund Petersilie
- 1 Prise Salz
- 2 Stk. Zwiebel
- evtl. 1 Prise Paprikapulver (edelsüß)
- evtl. Saft einer ½ Zitrone

Zubereitung:

Den Lauch putzen, der Länge nach halbieren, waschen und in etwa einen ½ cm breite Streifen schneiden. Die Zwiebeln schälen und fein hacken. Die Karotten schälen, waschen und klein würfeln. Die Tomaten mit kochendem Wasser überbrühen, häuten und halbieren. Die Kerne und Stielansätze entfernen, das Fruchtfleisch klein schneiden.

Das Kochfett erhitzen. Den Lauch, die Zwiebeln und die Karotten darin bei schwacher Hitze etwa 10 Min. lang braten. Die Tomaten hinzufügen, würzen, aufkochen lassen und bei schwacher Hitze warmhalten.

Den Fisch in mundgerechte Stücke schneiden, salzen und mit dem Zitronensaft beträufeln. In einer Pfanne das Öl erhitzen, den Fisch etwa 3 Min. lang darin anbraten und dabei einmal wenden. Dann mit Paprikapulver und Salz abschmecken und unter das Gemüse heben.

Die Petersilie waschen, trockenschütteln, die Blättchen abzupfen und fein hacken. Über das Dorschragout streuen. Mit Reis oder Weißbrot servieren.

SCHOLLENFILET IN ALUMINIUMFOLIE

Zutaten für 1 Portion:

- 200 g Schollenfilet
- Salz
- etwas Zitronensaft
- Kochfett
- 1 Tomate

Zubereitung:

Das tiefgekühlte Schollenfilet salzen, mit Zitronensaft beträufeln, mit einer Tomatenscheibe belegen und in ein Stück mit Kochfett bestrichene Aluminiumfolie verpacken. 20 Min. lang im vorgeheizten Backrohr braten.

OFENFISCH

Zutaten für 4 Portionen:

- 4 Fischfilets
- frisches Basilikum
- 1 Bund Petersilie
- 2–3 EL Olivenöl
- Salz
- evtl. Saft einer ½ Zitrone
- evtl. 1 Knoblauchzehe (zerdrückt)

Zubereitung:
Die Kräuter klein schneiden, mit Olivenöl, Zitronensaft und der zerdrückten Knoblauchzehe zu einer würzigen Paste mischen. Den Fisch in eine ofenfeste Form legen, mit der Paste bestreichen und bei 200° C etwa 15 Min. lang garen. Mit Petersilienkartoffeln, Reis oder Baguette servieren.

GEBRATENER FISCH

Zutaten:

- 1 Forelle (pro Portion: 250 g Fisch)
- Salz
- Petersilie
- Zitronensaft
- Mehl
- Kochfett

Zubereitung:
Den Fisch salzen, mit Zitronensaft und gehackter Petersilie leicht einreiben, entlang des Rückens 2- bis 3-mal leicht quer einschneiden und in Mehl drehen. In einer Teflonpfanne das Kochfett schmelzen lassen, den Fisch einlegen und auf beiden Seiten jeweils etwa 5 Min. anbraten.

BLAU GEKOCHTER FISCH

Zutaten:

- 1 Forelle (pro Portion: 250 g Fisch)
- Wurzelgemüse
- ½ Zwiebel
- Lorbeerblatt
- etwas Essig
- Salz
- 20 g Kochfett

Zubereitung:
Für den Fischsud das Wasser und die angegebenen würzenden Zutaten kochen. Den Fisch vorsichtig auswaschen, damit die Schleimhaut nicht verletzt wird, und in den leicht kochenden Fischsud einlegen, die Hitze reduzieren und 10 Min. ziehen lassen. Mit zerschmolzenem Kochfett übergossen servieren.

GEMÜSEFISCH

Zutaten für 1 Portion:

- 200 g Fischfilet
- Karotten
- Sellerie
- Petersilie
- Salz
- 1 Lorbeerblatt
- 2 EL Kochfett

Zubereitung:
Das fein geschnittene Wurzelgemüse mit Salz, Lorbeerblatt und Kochfett weich dünsten. Den gesalzenen, zugerichteten Fisch dazugeben und weich dünsten. Mit gehackter Petersilie servieren.

FLEISCHSPEISEN

KARTOFFELAUFLAUF MIT SCHINKEN

Zutaten für 3 Portionen:

- 750 g Kartoffeln
- 200 g Schinken (gewürfelt)
- 200 ml Obers oder Crème fine
- 100 g Käse (gerieben)
- 1 EL Majoran
- 1 Knoblauchzehe

Zubereitung:
Die Kartoffeln schälen und klein würfeln. Mit Schinken (bei vegetarischem Auflauf weglassen) in eine eingefettete Form schichten. Obers und Käse mit Knoblauch und Majoran vermischen und die Kartoffeln damit übergießen. Bei 175° C Umluft ca. 75 Min. lang backen. Dazu gemischte Salate reichen.

HUHN IN ALUMINIUMFOLIE

Zutaten für 4 Portionen:

- 1 Brathuhn
- kleine Äpfel
- 2 EL Kochfett
- Salz, Majoran

Zubereitung:
Das zugerichtete Huhn mit Salz und Majoran würzen, in die Bauchhöhle des Huhns zwei kleine säuerliche Äpfel füllen. Das Huhn in die mit Kochfett bestrichene Aluminiumfolie packen und 1 Std. lang im Backrohr braten.

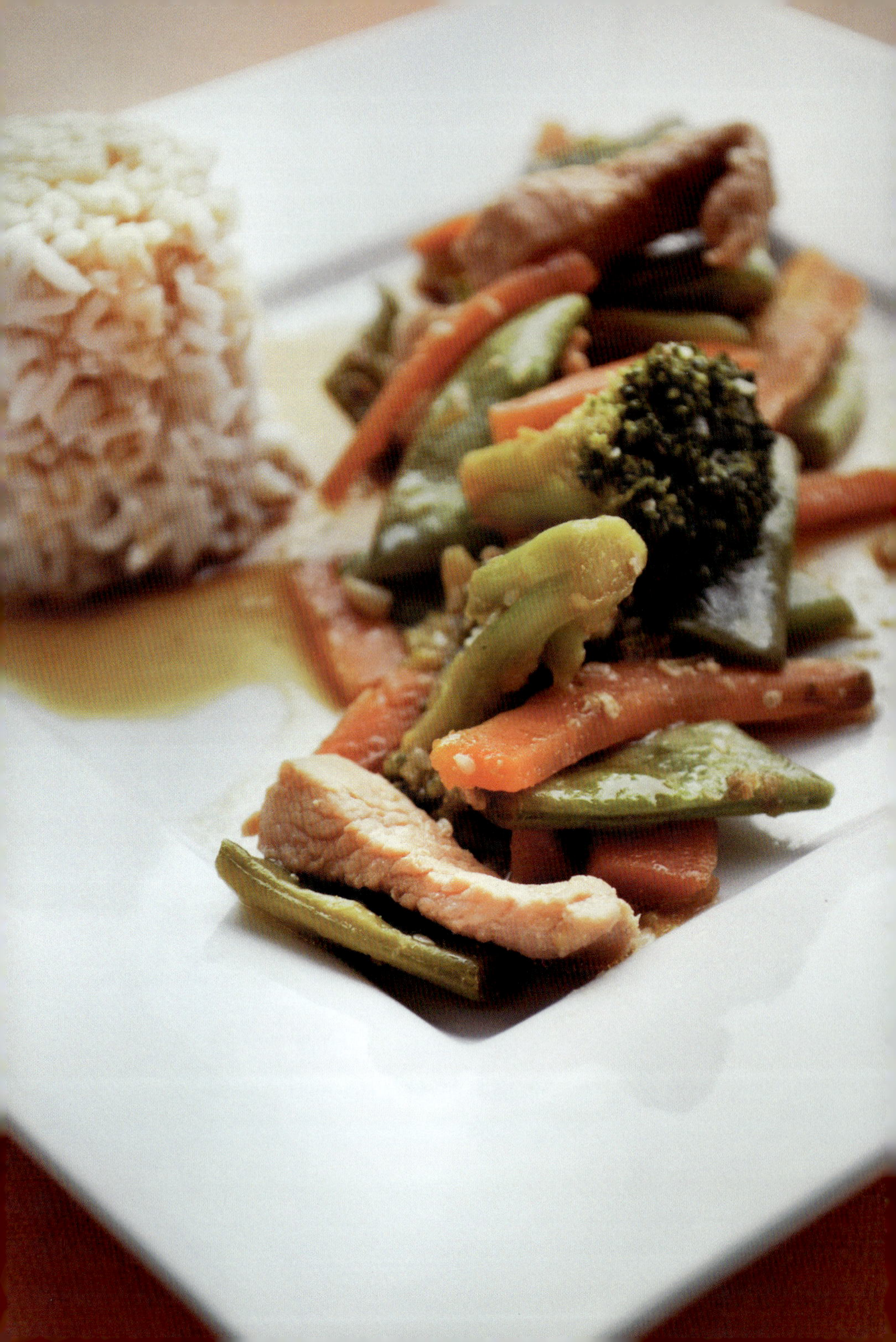

PUTE ASIATISCH

Zutaten für 4 Portionen:

- 400 g Putenbrust
- 2 EL Sesamsamen
- 300 g Broccoli
- 2–3 Karotten
- 250 g Zuckerschoten
- 1 Stk. Zitronengras (ersatzweise Zitronengraspulver)
- 2 EL Sesamöl
- 3 EL Sojasauce
- Salz
- 3 EL Öl

Zubereitung:

Das Fleisch in mundgerechte Stücke schneiden. Aus der Sojasauce, dem Salz, dem Zitronengras und 3 EL Öl eine Marinade rühren und das Fleisch darin 20 Min. lang rasten lassen. Broccoli in Röschen teilen, Karotten in mundgerechte längliche Stäbchen schneiden. Sesamöl in einer tiefen Pfanne (oder im Wok) erhitzen, das Fleisch rundum kurz anbraten. Das Gemüse beigeben und 3 Min. lang mitdünsten. Die Zuckerschoten beigeben und weitere 5 Min. lang braten. Mehrmals umrühren. Mit Sojasauce würzen, das Zitronengras entfernen und Sesam darüberstreuen. Mit Reis servieren.

WURZELHUHN

Zutaten für 4 Portionen:

- 1 Brathuhn
- 100 g Karotten
- 100 g Sellerie
- 50 g Petersilienwurzeln
- 2–3 EL Kochfett
- Salz
- Lorbeerblatt
- Petersilie

Zubereitung:

Das fein geschnittene Wurzelgemüse in Kochfett kurz anlaufen lassen, das in acht Teile geteilte Huhn, von dem die Haut abgezogen wurde, dazugeben, kurz durchrösten, aufgießen, würzen und weich dünsten. Abschließend mit gehackter Petersilie garnieren.

HÜHNERREIS

Zutaten für 1 Portion:

- 1 Hühnerbrust
- 2 EL Kochfett
- 5 EL Reis
- Zwiebel
- Gewürznelke
- Petersilie
- Salz
- Wasser bzw. Brühe

Zubereitung:

Das Hühnerfleisch in Stücke teilen und mit etwas Kochfett und Salz weich dünsten. Darauf achten, dass das Kochwasser möglichst verkocht ist. Den Reis dazugeben, mit 150 ml kochendem Wasser oder milder Hühnerbrühe aufgießen, dann salzen. Zwiebel und Gewürznelke dazugeben, zudecken und auf kleiner Flamme fertig dünsten. Mit Petersilie bestreuen.

KALBSRAGOUT

Zutaten für 1 Portion:

- 150 g Kalbfleisch
- 10 g Kochfett (f. d. Gemüse)
- 50 g Karotten
- 50 g Sellerie
- 50 g Fisolen
- Petersilie
- 20 g Kochfett (Mehl)
- 20 g Mehl
- 150 g Milch
- Muskat, Salz

Zubereitung:

Das in Stücke geteilte Kalbfleisch und das kleinwürfelig geschnittene Gemüse mit Kochfett und Salz weich dünsten. Das Mehl in Kochfett hell anlaufen lassen, mit Milch aufgießen und gut verkochen. Das Fleischgemüse zum Béchamel geben, mit Salz und Muskat würzen und gut verkochen. Mit Semmelknödeln, Serviettenknödeln, Reis oder gekochten Nudeln servieren.

FASCHIERTE LAIBCHEN

Zutaten für 2–3 Portionen:

- 300 g Faschiertes (vom Rind)
- 4–5 EL Semmelbrösel
- 100 g Magertopfen
- 1 Ei
- Salz, Majoran
- evtl. 2 TL Senf

Zubereitung:

Faschiertes, Semmelbrösel, Magertopfen, Ei und Senf verkneten, würzen. Mit angefeuchteten Händen kleine Laibchen formen. Im vorgeheizten Backrohr bei Oberhitze bei 190° C beidseits je 6–8 Min. lang braten. Dazu Kartoffelpüree- oder Variationen servieren.

KALBFLEISCHHASCHEE

Zutaten für 1 Portion:

- 150 g Kalbfleisch
- 1 EL Kochfett
- Wurzelgemüse
- Zwiebel
- Salz
- evtl. Petersilie
- evtl. Majoran
- evtl. Muskat
- evtl. Thymian
- evtl. 1 EL Sauerrahm
- evtl. 10 g Mehl

Zubereitung:

Das Kalbfleisch in kleinere Stücke teilen und mit Wurzelgemüse, einem Stück Zwiebel, Kochfett und Salz weich dünsten. Das Fleisch sehr fein hacken oder faschieren und mit dem abgeseihten Saft und eventuell Wasser verkochen. Um den Geschmack des Haschees zu variieren, können abwechselnd verschiedene Gewürze verwendet werden. Alternativ dazu kann das Haschee mit Sauerrahm und Mehl, die vorher miteinander verrührt wurden, verkocht werden.

LASAGNE MIT FASCHIERTEM

Zutaten für 4 Portionen:

- 250 g Faschiertes (vom Rind)
- ½ Zwiebel
- 1 EL Olivenöl
- ½ kg Karotten
- 4 Tomaten
- 1 Knoblauchzehe
- ¼ l Gemüsebrühe
- 125 ml Milch
- 150 g Sauerrahm
- 250 g Lasagneblätter
- 100 g geriebener Hartkäse
- Salz
- evtl. 1 Prise Curry

Zubereitung:

Das Backrohr auf 180° C vorheizen. Karotten schälen, in größere Stücke schneiden und mit Knoblauch und Curry in der Brühe weich kochen. Zeitgleich die Zwiebel fein hacken und in Olivenöl anbraten, das Faschierte beimengen und gut durchrösten. Die fein gewürfelten Tomaten dem Faschierten beigeben, salzen und mit ein wenig Wasser einkochen lassen.

Milch und Sauerrahm in die Karottenbrühe geben und pürieren, dann abschmecken. Die Auflaufform einfetten, abwechselnd Lasagneblätter, Sauce und Faschiertes einschichten. Mit Karottensauce enden und mit Käse bestreuen. Ca. 30–40 Min. lang backen.

KALBSBRATEN

Zutaten für 5 Portionen:

1 kg Kalbsbraten
Kalbsknochen
1 Zwiebel
Wurzelgemüse
Salz
Kochfett

Zubereitung:
Den Boden der Bratpfanne mit dem geschmolzenen Kochfett, den Knochen, dem grob geschnittenen Wurzelgemüse und den Zwiebelstücken füllen. Den gesalzenen Kalbsbraten darauflegen, ihn mit einem eingefetteten Kochfettpapier bedecken und im Backrohr unter häufigem Begießen und Umwenden im eigenen Saft braten. Den Bratensatz mit Wasser aufgießen und gut verkochen. Wird der Bratensatz zu dunkel, sollte der Kalbsbraten vorher mit warmem Wasser aufgegossen und fertig gedünstet werden.

RINDSBRATEN

Zutaten für 6 Portionen:

1 kg Rindfleisch
Rindsknochen
Salz
Wurzelgemüse
Zwiebel
Kochfett

Zubereitung:
Den Boden der Bratpfanne mit Kochfett, Knochen, grob geschnittenem Wurzelgemüse und Zwiebelstücken bedecken, den mit Salz gewürzten Rindsbraten darauflegen, mit einem Stück befettetem Kochfettpapier bedecken. Den Braten unter häufigem Begießen und Umwenden im eigenen Saft braten. Den Braten teilen und warmhalten, den Bratensatz mit Wasser oder milder Rindsuppe aufgießen und gut verkocht zum Braten servieren. Wird der Braten oder das mitgebratene Gemüse zu dunkel, bevor sie weich werden, gleich aufgießen und weich dünsten. Hierfür eignen sich nur gut abgelegene, fettarme Fleischstücke (Lungenbraten, Beiried, Zapfen, weißes Scherzel).

REISFLEISCH

Zutaten für 1 Portion:

- 150 g Kalbfleisch
- 2 EL Kochfett
- 1 EL Karotten
- 1 EL Champignons
- 1 EL tiefgekühlte Erbsen
- 5 EL Reis
- Salz

Zubereitung:

Das in Stücke geteilte Kalbfleisch schwach anbraten und mit klein geschnittenem Gemüse gut halbweich dünsten. Darauf achten, dass der Saft möglichst verkocht ist. Den Reis und die Gewürze dazugeben, mit 150 g kochendem Wasser aufgießen und auf kleiner Flamme weich dünsten. Das Reisfleisch kann eventuell mit geriebenem Edamer Käse serviert werden.

KALBFLEISCHSTRUDEL

Zutaten für 1 Portion:

- 200 g gares Kalbfleisch
- 2 Strudelblätter
- 1 Eigelb
- 2 EL Kochfett
- Salz
- Muskat
- Petersilie

Zubereitung:

Das gebratene oder gedünstete Kalbfleisch faschieren und mit Salz, gehackter Petersilie und Muskat würzen. Ein Strudelblatt auflegen, mit Ei bestreichen, das zweite Strudelblatt darüberlegen, mit zerlassenem Kochfett bepinseln, die Fleischfülle auf der Hälfte des Teiges ausbreiten, den Strudel einrollen, die Teigenden zusammendrücken. Den Strudel mit Kochfett bepinseln und im Backrohr goldbraun backen.

SCHINKENFLECKERLAUFLAUF

Zutaten für 1 Portion:

- 50 g Fleckerln
- 50 g Schinken
- 1 Ei
- 1 EL Kochfett
- 1 EL Sauerrahm
- Salz
- Petersilie
- 10 g Edamer Käse

Zubereitung:

Eigelb, Kochfett, gehackten Schinken und Sauerrahm abrühren und unter die gekochten Fleckerln mengen, das steif geschlagene Eiklar und die Gewürze unterziehen. Den Auflauf in eine befettete, bemehlte Auflaufform füllen, mit geriebenem Edamer Käse bestreuen und backen.

RINDSBRATEN IN ALUMINIUMFOLIE

Zutaten für 6 Portionen:

- 1 kg Rindfleisch
- Wurzelgemüse
- Zwiebel
- Salz
- Kochfett

Zubereitung:
Den gewürzten Rindsbraten auf ein Stück mit Kochfett bestrichene Aluminiumfolie legen, etwas Wurzelgemüse und Zwiebeln dünnblättrig schneiden und den Braten rundum damit belegen. Den Braten fertig einpacken und im Backrohr 1½–2 Std. lang braten.

FASCHIERTER BRATEN

Zutaten für 4 Portionen:

- 400 g Faschiertes (vom Rind)
- 50 g Semmelwürfel
- 1 Ei
- Salz
- Muskat
- Majoran
- evtl. Knoblauchpulver
- 4 EL Kochfett

Zubereitung:
Das faschierte magere Fleisch mit den in Wasser eingeweichten, ausgedrückten Semmelwürfeln und den übrigen angegebenen Zutaten gut verarbeiten. Daraus einen Laib formen und diesen mit Kochfett unter häufigem Begießen im Backrohr braten.

KARTOFFELAUFLAUF

Zutaten für 1 Portion:

- 150 g Kartoffeln
- 1 Ei
- 1 EL Sahne
- 50 g Schinken
- Salz
- Majoran
- 10 g Edamer Käse
- 1 EL Kochfett
- Muskat

Zubereitung:
Den gehackten Schinken in Kochfett etwas anlaufen lassen und mit Salz und Majoran würzen. Die ohne Schale gekochten, passierten Kartoffeln mit Eigelb, Sahne, steif geschlagenem Eiklar, Salz und Muskat vermengen. Die halbe Kartoffelmasse in eine befettete Auflaufform füllen. Die Fülle darübergeben, mit der restlichen Kartoffelmasse auffüllen, mit geriebenem Edamer Käse bestreuen und bei mittlerer Hitze backen.

BEILAGEN

ERBSEN-MAIS-GEMÜSE

Zutaten für 2 Portionen:

1 EL Kochfett
Zucker
Petersilie
150 g tiefgekühlte Erbsen
150 g tiefgekühlter Mais
Salz
2 EL Crème fine oder Obers

Zubereitung:
Die fein gehackte Petersilie mit Zucker in Kochfett kurz anlaufen lassen, das tiefgekühlte Gemüse dazugeben, salzen, aufgießen und dünsten. Den Obers dazugeben und etwas einkochen lassen.

BROCCOLIGEMÜSE

Zutaten für 2 Portionen:

250 g Broccoli
3 EL Olivenöl
Salz
evtl. 1 Knoblauchzehe
evtl. etwas Weißwein

Zubereitung:
Die Broccoliröschen und Stiele etwa 5 Min. lang in kochendes Salzwasser legen, herausheben und abtropfen lassen. Den gehackten Knoblauch in Öl etwas anrösten, den Broccoli und Weißwein hinzufügen und mit den Gewürzen fertig garen.

SCHNITTLAUCHSAUCE

Zutaten für 2 Portionen:

2 Scheiben Weißbrot
1 Ei (hart gekocht)
10 g (1 EL) Mayonnaise
Salz
Essig
Schnittlauch

Zubereitung:
Das Weißbrot in Wasser erweichen, ausdrücken und faschieren. Das hart gekochte Ei passieren. Faschiertes Weißbrot, passiertes Ei und Mayonnaise mit den Gewürzen vermengen, mit Flüssigkeit, Essigwasser oder Wasser zur Saucenkonsistenz führen, dann reichlich fein geschnittenen Schnittlauch untermengen.
Die Sauce passt gut zu gekochtem Rindfleisch oder Pellkartoffeln.

GRIESSKNÖDEL

Zutaten für 2 Portionen:

- 100 g Grieß
- 3–4 EL Kochfett
- 1 Ei
- Salz
- Muskat

Zubereitung:

Kochfett, Ei und Grieß mit den angegebenen Gewürzen gut vermengen. Die Knödelmasse ½ Std. lang rasten lassen. Daraus 2 Knödel formen und in kochendem Salzwasser 10 Min. lang leicht kochen, dann 20 Min. lang ziehen lassen.

TOPFENNUDELN

Zutaten für 1 Portion:

- 50 g Bandnudeln
- 100 g Topfen
- 2 EL Kochfett
- Salz

Zubereitung:

Die gekochten, gesalzenen Nudeln mit bröseligem Topfen vermengen, salzen und mit Kochfett im Wasserbad erhitzen.

FISOLENGEMÜSE

Zutaten für 1 Portion:

- 150 g Fisole (gr. Bohnen)
- 2 EL Mehl
- 2 EL Kochfett
- 3 EL Sauerrahm
- Salz
- Dill oder Bohnenkraut

Zubereitung:

Die Fisolen klein schneiden und in Salzwasser weich kochen. Mit Mehlschwitze binden. Den Sauerrahm und die Kräuter beimengen und nochmals kurz aufkochen.

FISOLENGEMÜSE NATUR

Zutaten für 1 Portion:

- 200 g Fisolen (gr. Bohnen)
- Salz
- evtl. Zitronensaft
- evtl. 1 EL Kochfett

Zubereitung:

Die jungen, zarten Fisolen in Salzwasser weich kochen. Eventuell mit ein wenig heißem Kochfett und Zitronensaft servieren.

BLATTSPINAT

Zutaten für 1 Portion:

- 200 g tiefgekühlter Blattspinat oder frischer Spinat
- Salz
- evtl. 1 EL Kochfett

Zubereitung:
Den Blattspinat mit etwas Wasser und Salz weich kochen und abtropfen lassen. Eventuell mit heißem Kochfett servieren.

BROCCOLI NATUR

Zutaten für 1 Portion:

- 150 g Broccoli
- Salz
- evtl. 2 EL Kochfett

Zubereitung:
Den tiefgekühlten oder frischen Broccoli mit Salzwasser weich kochen und abtropfen lassen. Eventuell mit heißem Kochfett servieren.

HÄUPTELSALAT

Zutaten für 1 Portion:

- ½ Häuptel Salat
- Öl
- etwas Essig
- Salz
- Zucker
- frische Kräuter

Zubereitung:
Den Salat mit einer Marinade aus Öl, Essig, Salz, Zucker und frischen, gehackten Kräutern, wie Petersilie, Schnittlauch oder Kresse, vermengen.

SELLERIESALAT

Zutaten für 1 Portion:

- 150 g Sellerie
- Öl
- etwas Essig oder Zitronensaft
- Salz
- Zucker

Zubereitung:
Den bissfest gekochten, blättrig geschnittenen Sellerie mit den angegebenen Zutaten marinieren.

FENCHELSALAT

Zutaten für 2 Portionen:

- 1 Fenchelknolle
- Salz
- Zucker
- etwas Essig oder Zitronensaft
- Öl

Zubereitung:
Den Fenchel halbieren und in Wasser mit etwas Zitronensaft weich kochen. Den blättrig geschnittenen, gekochten Fenchel mit den angegebenen Gewürzen marinieren.

ROTER-RÜBEN-SALAT

Zutaten für 2 Portionen:

- 2 mittelgroße, gekochte rote Rüben
- Kümmel
- Zucker
- etwas Essig oder Zitronensaft

Zubereitung:
Wasser mit Kümmel etwas kochen. Die blättrig geschnittenen, gekochten roten Rüben mit dem Kümmelsud übergießen, dann mit Zucker und Essig abschmecken.

KAROTTENSALAT (GEKOCHT)

Zutaten für 1 Portion:

- 150 g Karotten
- Zucker
- Öl
- etwas Essig oder Zitronensaft
- evtl. Salz
- Petersilie

Zubereitung:
Die gekochten, blättrig geschnittenen Karotten mit den angegebenen Zutaten marinieren.

ROHER KAROTTENSALAT

Zutaten für 2 Portionen:

- 3 mittelgroße Karotten
- Zucker
- 1 EL gutes Speiseöl
- Zitronensaft
- evtl. Salz

Zubereitung:
Die rohen Karotten fein reiben und mit Zitronensaft, Öl, Zucker und Salz marinieren.

FISOLENSALAT

Zutaten für 2 Portionen:

- 2 Hand voll Fisolen (gr. Bohnen)
- Öl
- etwas Essig oder Zitronensaft
- Salz
- Dill

Zubereitung:
Die in Salzwasser weich gekochten Fisolen noch heiß mit den angegebenen Zutaten marinieren, dann auskühlen lassen.

SELLERIE-APFEL-ROHKOST

Zutaten für 2 Portionen:

- 2 Äpfel
- 1/4 Knolle Sellerie
- grüner Salat
- 2 EL Joghurt
- 1 EL Sanddornsaft
- evtl. etwas Zitronensaft

Zubereitung:
Die Äpfel schälen, entkernen und raspeln. Mit Zitronensaft beträufeln. Den Sellerie schälen und ebenso raspeln. Mit Joghurt und Sanddornsaft zu den Äpfeln mischen und gut durchziehen lassen. Auf grünem Salat anrichten.

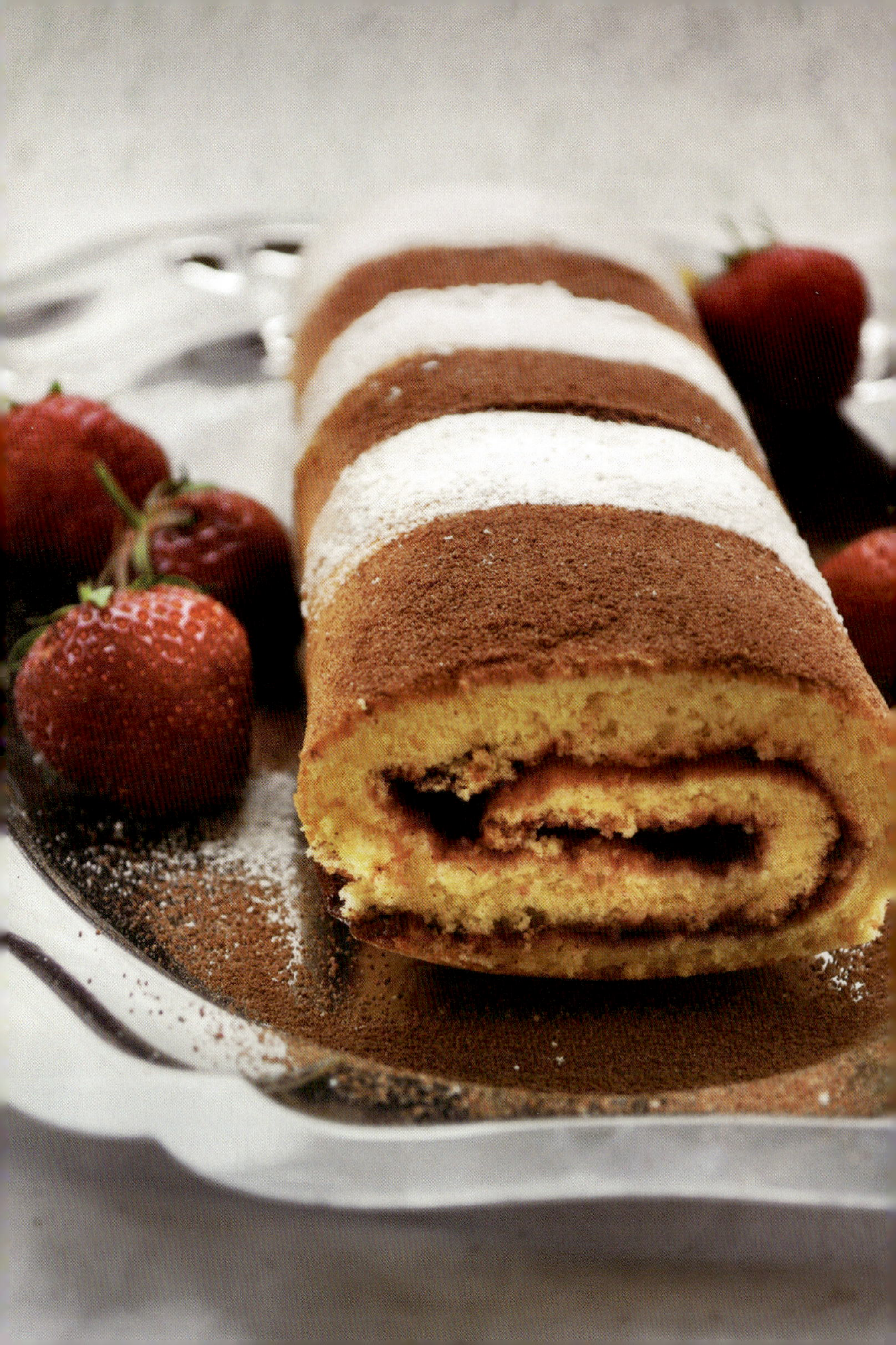

SÜSSSPEISEN

APFELAUFLAUF

Zutaten für 4 Portionen:

- 800 g Äpfel (grob geraffelt)
- 8 EL Nüsse (gerieben)
- 5 Eier (getrennt)
- 6 EL feinen Haferschrot (z. B. aus dem Reformhaus)
- 1½ TL Zimt
- 8 EL Honig
- evtl. Saft von 1 Zitrone

Zubereitung:

Die geriebenen Äpfel mit dem Zitronensaft mischen. Nüsse, Eigelb und Zimt unterrühren, Schrot untermengen und etwa 30 Min. lang rasten lassen. Honig einrühren und das steif geschlagene Eiweiß vorsichtig unterheben. In einer eingefetteten Auflaufform bei 200° C etwa ½ Std. lang backen.

BISKUITROULADE

Zutaten für 4–6 Portionen:

- 6 Eier
- 160 g Zucker
- 1 Pkg. Vanillezucker
- 120 g Mehl

Zubereitung:

Eigelb, Zucker und Vanillezucker sehr schaumig schlagen, das steif geschlagene Eiweiß unterheben und das Mehl zum Schluss vorsichtig einarbeiten. Die Masse auf ein mit Backpapier ausgelegtes Blech streichen und bei 210° C etwa 10 Min. lang backen. Die Roulade auf ein Tuch stürzen und das Backpapier vorsichtig abziehen. Mithilfe des Tuches zu einer Rolle aufrollen und auskühlen lassen. Wieder entrollen und beliebig mit Marmelade bestreichen.

ERDBEERROULADE

Zutaten für 4 Portionen:

- 200 g Erdbeeren
- 1 Becher Schlagobers oder Crème fraîche
- etwas Zucker

Zubereitung:

Die Biskuitroulade wie oben backen und mit etwas gesüßtem (geschlagenem) Obers sowie den klein geschnittenen Erdbeeren füllen.

PALATSCHINKEN

Zutaten für 2 Portionen:

- 110 g Mehl
- ¼ l Milch
- 2 Eier
- Salz
- Zucker
- Backfett

Zubereitung:

Milch, Eier, Mehl, Salz und Zucker als Würze mit dem Schneebesen verrühren, ½ Std. lang rasten lassen. In einer Stielpfanne ein kleines Stück Kochfett heiß werden lassen, einen Schöpfer Palatschinkenmasse einfüllen, in der Pfanne verteilen, die Unterseite hell backen, mit der Schmarrenschaufel wenden und fertig backen.

SCHAUMSTANITZEL

Zutaten für 3 Portionen:

- 1 Ei
- 2 EL Zucker
- 2 EL Mehl
- Fülle (Schlagobers/Sahne, Topfencreme)

Zubereitung:

Das ganze Ei mit Zucker abrühren (nicht schaumig schlagen), das Mehl unterziehen. Auf einem befetteten, bemehlten Backblech Kreise von etwa 10 cm Durchmesser aufzeichnen, die Biskuitmasse so dünn wie möglich zu Scheiben aufstreichen und bei guter Hitze backen. Die Biskuitscheiben mit einem dünnen Messer vom Backblech lösen und noch heiß über einen dicken Kochlöffelstiel oder einer befetteten Kochfettpapierrolle zu Bögen formen. Nach dem Erkalten mit geschlagenem Obers oder einer Topfencreme mit frischen Früchten füllen.

MARMORKUCHEN

Zutaten für 5 Portionen:

- 140 g Zucker
- 100 g Kochfett
- 240 g Mehl
- 2 Eier
- 15 g Backpulver
- 20 g Vanillezucker
- 3–4 EL Kakao
- Milch

Zubereitung:

Zucker, Kochfett, Vanillezucker und Eigelb abtreiben, das Mehl, Backpulver und steif geschlagenes Eiweiß untermengen. Die Kuchenmasse mit etwas warmer Milch zur richtigen Konsistenz (eher fest) bringen. Die Hälfte der Kuchenmasse mit Kakao vermengen. In eine befettete, bemehlte Kuchenform abwechselnd einen Löffel braune und einen Löffel weiße Kuchenmasse einfüllen. Bei mittlerer Hitze (180° C) etwa 45 Min. backen.

MÜSLI

Zutaten für 1 Portion:

- 2 EL Haferflocken
- 5 EL Milch
- 3 EL Mandarinensaft
- 2 EL Milchzucker

Zubereitung:
Die Haferflocken am Abend mit kalter Milch einweichen. Am nächsten Morgen die gequollenen Haferflocken mit dem Mandarinensaft und dem Milchzucker vermengen. Im Anschluss servieren.

ANISBÖGEN

Zutaten für 4 Portionen:

- 3 Eier
- 75 g Zucker
- 60 g Mehl
- Anis
- Fülle (Früchte, ...)

Zubereitung:
Die ganzen Eier mit dem Zucker abrühren (nicht schaumig schlagen), dann das Mehl unterziehen. Von der Biskuitmasse dünne Scheiben von etwa 5 cm Durchmesser auf ein befettetes, bemehltes Backblech streichen, mit Anis bestreuen und bei guter Hitze backen. Die Biskuitscheiben mit einem scharfen Messer vom Backblech lösen und sofort zu Tüten formen. Ausgekühlt mit steif geschlagenem, gesüßtem Eiweiß mit Früchten oder mit steif geschlagenem, gesüßtem Schlagobers (Sahne) mit Früchten füllen.

GRIESSPUDDING

Zutaten für 1 Portion:

- ⅛ l Milch
- 3–4 EL Grieß
- 1 Ei
- 2 EL Kochfett
- 2 EL Zucker
- Vanillezucker
- evtl. Zitronen- oder Orangensaft

Zubereitung:
Unter den etwas ausgekühlten Milchgrieß Eigelb, Kochfett, Zucker, Vanillezucker, Fruchtsaft und das steif geschlagene Eiweiß mengen. Die Puddingmasse in eine befettete, bemehlte Puddingform füllen und ½ Std. lang im Wasserbad kochen. Mit Fruchtsaft servieren.

TOPFENKNÖDEL

Zutaten für 2 Portionen:

- 4 EL Kochfett
- 2 Eigelb
- 200 g Topfen
- Salz
- 6–8 EL Grieß
- 2 Eiweiß
- Kochfett
- Zucker
- evtl. Zitronen- oder Orangenschale

Zubereitung:
Unter einen Abtrieb von Kochfett, Eigelb und Topfen den Grieß und das Salz mengen, dann die Topfenmasse ½ Std. lang rasten lassen. Das steif geschlagene Eiweiß unterziehen. Aus dem Teig Knödel formen und diese 20 Min. lang in schwach gesalzenem Wasser kochen. Mit geschmolzenem Kochfett und Zucker servieren. Die Topfenknödel können auch mit Zitronen- oder Orangenschalen gewürzt werden.

GEDECKTER APFELKUCHEN

Zutaten für 5 Portionen:

- 200 g Kochfett
- 100 g Staubzucker
- 250 g Mehl
- 1 Eigelb
- 750 g mürbe Äpfel
- Zucker
- Zimt
- Rosinen
- Zitronenschalen

Zubereitung:
Für die Fülle die grob geraspelten oder dünnblättrig geschnittenen Äpfel mit Zucker, Zimt, Rosinen und geriebener Zitronenschale vermengen. Aus Kochfett, Mehl, Zucker und Eigelb einen gut abgekneteten Mürbteig zubereiten. Diesen ½ Std. lang rasten lassen, zu einem Rechteck ausrollen, eine Teighälfte als Boden auf das Backblech geben, die Apfelfülle auflegen, die zweite Teighälfte darübergeben, mit einem verquirlten Ei bestreichen und im mittelheißen Backrohr backen.

REZEPTLISTE

TEE

SUPPENEINLAGEN

SUPPEN

BEILAGEN

VEGETARISCHE SPEISEN

FISCHSPEISEN

FLEISCH

DESSERTS

KLEINES KÜCHENLEXIKON

Aufbaukost
Nach der Teepause bis zum weiteren Abklingen der Beschwerden.

Biopsie
(Zumeist kleine) Gewebeprobe. Wird zur Beurteilung der krankhaften Veränderungen des jeweiligen Organs entnommen.

Cerealien
Frühstücksprodukte aus Getreide, z. B. Müsli und Cornflakes u.ä.

Cortison
Hormon des menschlichen Körpers. Cortison oder ähnliche Substanzen werden meist wegen ihrer entzündungshemmenden Wirkung als Medikament eingesetzt. Eine hochdosierte oder lange andauernde Cortisonbehandlung hat oftmals unerwünschte Nebenwirkungen.

Dauerkost
Vollwertige Kost zur Schonung des Magens.

Entzündung
Reaktion des Körpers auf schädigende Einflüsse (Infektionen, Stress etc.). Eine Entzündung ist gekennzeichnet durch Rötung, Erwärmung, Schwellung, Schmerz und Einschränkung der Funktion des betroffenen Organs.

Enzym (früher: Ferment)
Enzyme sind Substanzen, die die Umwandlung von einem Stoff in einen anderen beschleunigen. So wird z.B. der Abbau von Stärke (Mehl, Kartoffel etc.) in einfachen Zucker durch Enzyme des Speichels ausgelöst.

Gastritis
Eine Entzündung der Magenschleimhaut.

Grahamweckerl
Nach Sylvester Graham benanntes Gebäck. Enthält Vollkorn-Schrot, oftmals mit Zusatz von Kleie. Aufgrund des vollwertigen, lockeren und trockenen Aufbaus besonders für die magenschonende Dauerkost geeignet. Kann durch gleichwertige Vollkornprodukte ersetzt werden.

Helicobacter pylori
Bakterium, das im Magen vorkommen kann. Eine H. pylori-Besiedelung ist mit Gastritis (Typ B) und Magen- sowie Zwölffingerdarmgeschwüren assoziiert. Eine chronische Infektion mit H. pylori ist ein Risikofaktor für die Entstehung von verschiedenen Krebsformen im Magen.

Hülsenfrüchte
Zu den Hülsenfrüchten gehören u. a. Erbsen, Bohnen, Linsen, Kichererbsen und Sojabohnen. Sollten Hülsenfrüchte konsumiert werden, empfehlen wir eine Verabreichung in gut gekochter und pürierter Form.

Lendrich-Verfahren (Dämpfen)
Beim Lendrich-Verfahren wird der Kaffee vor dem Rösten mit heißem Wasserdampf behandelt. Ziel ist eine Verringerung des Anteils der Chlorogensäuren (magenreizend) in den Kaffeebohnen.

Magensäure
Magensäure besteht chemisch aus Salzsäure und wird von spezialisierten Zellen der Magenschleimhaut abgesondert.

Pide (auch Pita)
Pide ist ein von Südeuropa bis zum Nahen Osten verbreitetes, weiches Fladenbrot aus Hefeteig.

Risotto
Risotto ist ein italienisches Reisgericht. Kennzeichnend ist, dass Reis mit verschiedenen Zutaten in Brühe angedünstet wird, bis das Gericht sämig, die Reiskörner aber noch bissfest sind.

Reflux
Zurückströmen des sauren Magensaftes in die Speiseröhre.

Säure
Säuren sind meist aggressive (reaktionsfreudige) chemische Verbindungen. Der Körper macht sich dieses Verhalten zur Bekämpfung von Bakterien und zur Zerlegung der Nahrungsbestandteile im Magen zunutze.

Teepause
1–3 Tage nach dem Gastritis-Schub. Aufnahme von Tee und wenig fester Nahrung.

Ulkus (Geschwür)
Substanzdefekt (umgangssprachlich: Loch) in einem Gewebe, z. B. Magen, Zwölffingerdarm etc.

Vitamin
Vitamine sind Stoffe, die bei bestimmten chemischen Reaktionen in der Zelle des menschlichen Körpers eine entscheidende Rolle spielen. Oftmals helfen sie Enzymen bei ihrer Arbeit. Da Vitamine meist nicht vom Körper produziert werden können, ist eine ausreichende Zufuhr über die Nahrung notwendig.

Wan-Tan
Wan-Tan sind ein Teiggericht der chinesischen Küche, ähnlich den italienischen Ravioli. Reisteig-Nudelblätter umhüllen eine schmackhafte Fülle. Wan-Tan können als Suppeneinlage frittiert oder gebacken gereicht werden. Im Rahmen einer Gastritis-Diät sollten Wan-Tan nur als Suppeneinlage verzehrt werden.

Zapfen
mageres Fleisch vom Knöpfel (= Keule, Rose, Hüfte)

EINKAUFSLISTE

Bei der akuten Gastritis: Teepause – was Sie unbedingt zu Hause haben sollten:

- Fencheltee
- Kamillentee
- Zwieback
- Reis
- Grieß
- Weißbrot
- Apfelmus

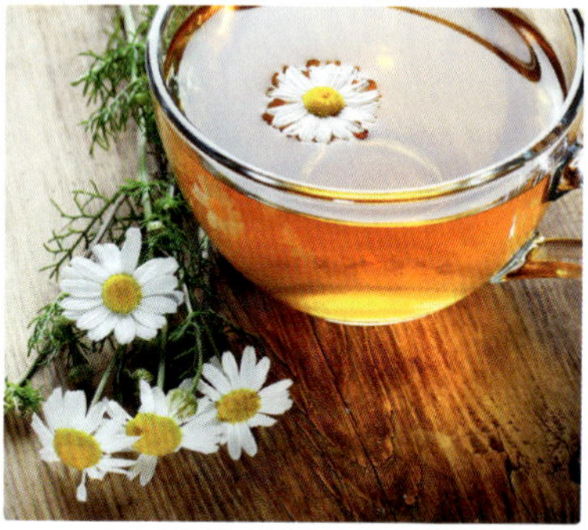

Übergang Teepause/Aufbaukost – was Sie unbedingt zu Hause haben sollten:

- Fencheltee
- Kamillentee
- Zwieback
- Reis
- Grieß
- Haferflocken
- Weißbrot
- Milch
- Joghurt/Bifidus
- mürbe Kekse/Reiswaffel
- Puddingpulver
- Apfelmus

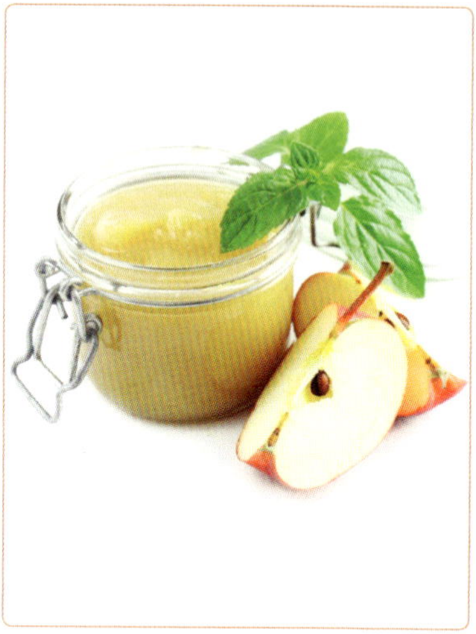

Aufbaukost – was Sie unbedingt zu Hause haben sollten:

- Kräutertee (verschiedene Sorten Ihrer Wahl – siehe Rezepte)
- Zwieback
- Reis
- Grieß
- Haferflocken
- Weißbrot
- Toastbrot
- Milch
- Joghurt/Bifidus
- Topfen/Quark
- mürbe Kekse/Reiswaffel
- Puddingpulver
- Kartoffeln (mehlig)
- Karotten & mildes Gemüse (z. B. Zucchini, Erbsen, Fenchel)
- mürbes Obst (Äpfel, Birnen)
- Eier
- milder Schinken
- mageres Hühner- oder Kalbfleisch

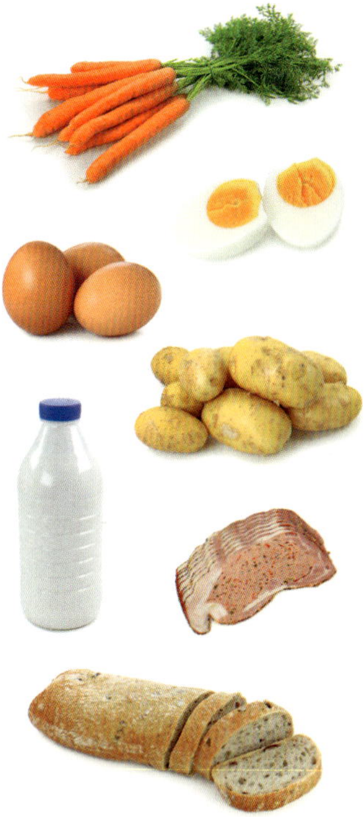

Diese Zutaten sind für Patienten mit wiederkehrenden Magenbeschwerden zu jeder Zeit eine sinnvolle Basis für eine magenschonende Ernährung. Wenn Sie diese Liste an Lebensmitteln auch während der Dauerkost stets zu Hause griffbereit halten, können Sie bei plötzlichen Beschwerden jederzeit rasche und bekömmliche Speisen zubereiten.

• **maudrich.gesund essen** bietet medizinisch geprüfte, genussvolle und abwechslungsreiche Rezepte und Ernährungstipps für Menschen mit gesundheitlichen Problemen.

• Die Titel basieren auf der nach wie vor beliebten, in den 1950er-Jahren gegründeten Buchreihe „Maudrichs neuzeitliche Diätküche", die über Jahrzehnte hinweg zahlreichen Menschen dabei half, ihre Ernährung zu verbessern und ihre Beschwerden zu lindern.

• Die Bände dieser Reihe erscheinen nun in modernem Layout unter dem neuen Titel „maudrich.gesund essen" und werden ausschließlich von erfahrenen ÄrztInnen und DiätologInnen verfasst. Die LeserInnen erhalten alle wichtigen Informationen zur jeweiligen Erkrankung sowie viele gesunde und geschmackvolle Rezeptideen und wertvolle Tipps für den Ernährungsalltag.

• **maudrich.gesund essen** bisher erschienene Bücher:

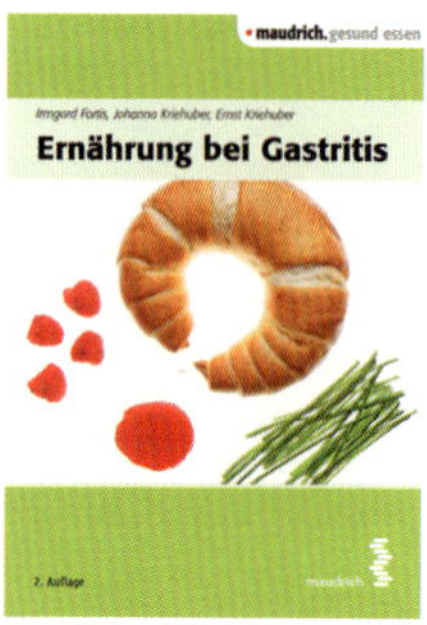

Ernährung bei Gastritis

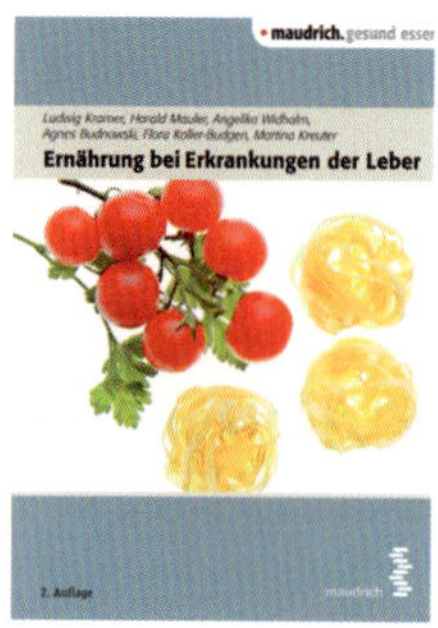

Ernährung bei Erkrankungen der Leber

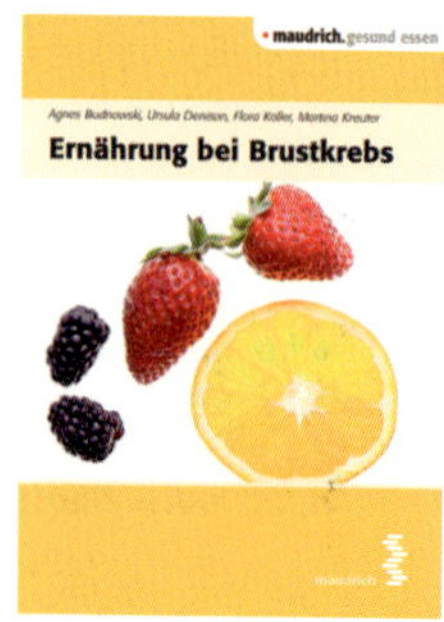

Ernährung bei Brustkrebs

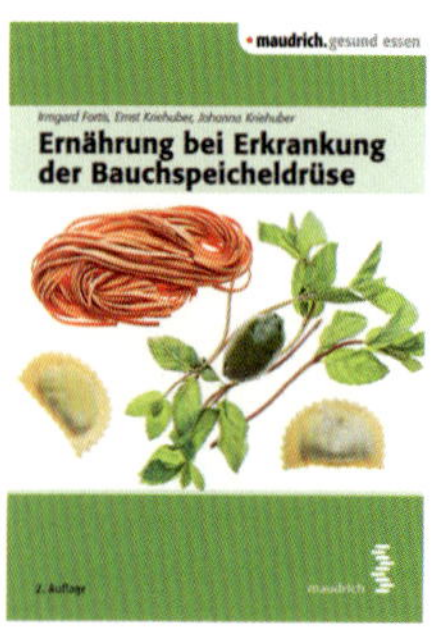

Ernährung bei Erkrankung der Bauchspeicheldrüse

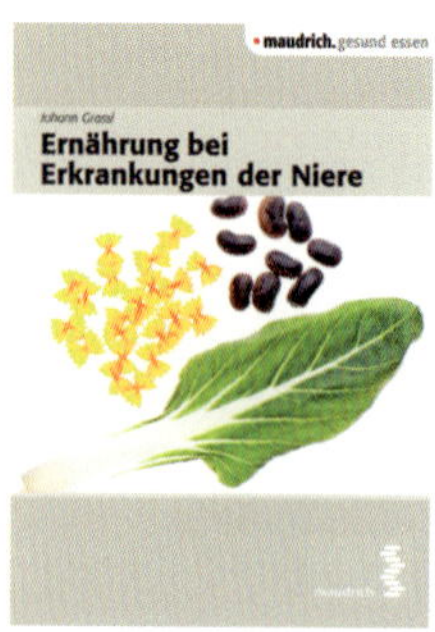

Ernährung bei Erkrankung der Niere

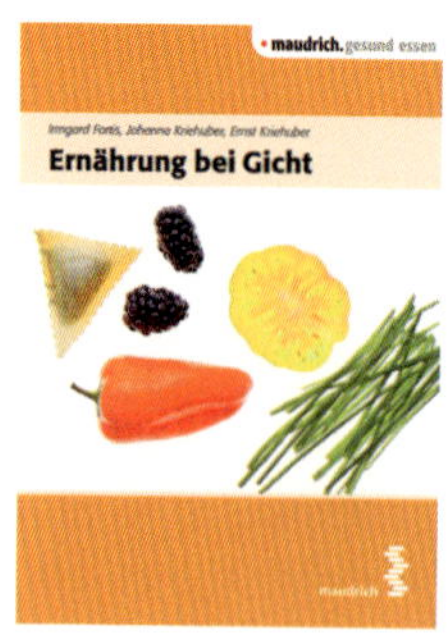

Ernährung bei Gicht